AF305550

Considérations générales

SUR LES

REMÈDES HOMOEOPATHIQUES,

POUR SERVIR D'INTRODUCTION

AU

Tableau de la principale Sphère d'action

DES

REMÈDES ANTIPSORIQUES

ET DE

LEURS PROPRIÉTÉS CARACTÉRISTIQUES,

du Dr Conseiller C. de Bönninghausen;

Par

C. Rapou, de Lyon,

Docteur Médecin,
Membre titulaire ou correspondant des Sociétés médicales,
homœopathiques, des sciences naturelles, littéraires ou académiques
de Lyon, Bordeaux, Marseille, Toulouse, Metz, Montpellier,
Strasbourg, Nancy, Mâcon, Gallicane, Würtzbourg,
Leipsig, Berlin, Helvétique
Nouvelle-Orléans, etc.

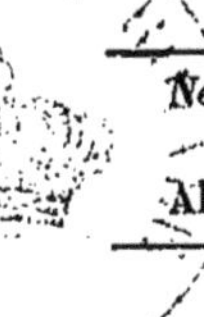

Nempe primum in corpore sano medela tentenda est......
Alb. DE HALLER, Pharmacop. Helvet.

LYON.

BOHAIRE, LIBRAIRE, RUE PUITS-GAILLOT;
LOUIS BABEUF, RUE SAINT-DOMINIQUE.

1833.

Lyon. — LOUIS PERRIN, imp., rue d'Amboise, 6.

TABLE.

CONSIDÉRATIONS

GÉNÉRALES

SUR LES

REMÈDES HOMŒOPATHIQUES.

Puisque nous ne nions pas une foule de phénomènes que la nature nous présente tous les
jours, bien qu'inconcevables, parce que l'habitude de les apercevoir diminue notre étonne-
ment et dissipe nos doutes, pourquoi traiterions
nous de paradoxe et de folie des choses que
nous n'avons point encore connues, que la fai-
blesse de notre intelligence nous empêche de
comprendre ou que nous ne pouvons concevoir
de prime-abord? Est-ce que la grande activité
des substances médicinales et l'excessive petitesse des doses auxquelles l'homœopathie les administre, répugneraient plus à la raison que le
mouvement de la terre et la fixité du soleil? ce
que personne cependant ne peut affirmer, car
on n'est pas même à ce sujet parfaitement d'ac-
cord : l'éloignement des étoiles, la formation,
la propagation des sons, la vitesse avec laquelle,
ainsi que la lumière, ils traversent l'espace, et tant
d'autres choses que nous sommes bien obligés

de croire sans les comprendre , telles que la ger-
mination , le développement des plantes , leur
fécondation , celle des animaux ; les phénomènes
du feu, du froid, des vents, de la marée, de
l'attraction , de l'électricité, du galvanisme, du
magnétisme, de l'instinct, de la raison, de la
pensée, de la réaction, de la vie enfin. Et si
les agents les plus puissants de la nature ne
sont autre chose que des forces tout-à-fait im-
pondérables, comme privées de matière, ou dans
lesquelles la substance matérielle est tellement
atténuée , qu'elle ne se prête nullement à l'ana-
lyse chimique, pourquoi trouve-t-on donc si ridicule que la puissance curative du remède ré-
side dans sa propriété dynamique, et que cette
propriété soit d'autant plus active qu'elle est,
jusqu'à un certain point , plus dégagée de la matière ? Tout ce qu'il y a ici de ridicule, c'est l'ob-
stination qu'on met à nier un fait en harmonie
avec les lois fondamentales de la nature, et constaté d'ailleurs par l'expérience de tous les jours.

Il semble qu'il est dans la nature de l'homme
de repousser d'abord la vérité, ou plutôt de réa-
gir contre elle, lorsqu'elle lui est présentée tout-
à-coup, et sans qu'il y ait été amené par degré ;
car c'est ainsi que furent accueillies les découvertes de l'électricité, de la circulation, du mouvement de la terre, et la plupart de celles qui
ont occasioné des révolutions scientifiques ; et

c'est ainsi que le seront toutes les découvertes qui froisseront en quelque sorte l'amour-propre et l'intérêt particulier.

Bien qu'une des règles de la sagesse, un des premiers devoirs de celui qui consacre sa vie au soulagement de l'humanité, soit de tout essayer, de tout expérimenter pour garder le meilleur, de quelque part qu'il vienne, il est encore un certain nombre de médecins qui rejettent l'homœopathie sans la connaître, sans l'essayer, bien cependant qu'ils étudient, qu'ils expérimentent avec soin tous les systêmes ou procédés, même les plus absurdes, qui se succèdent si rapidement, surtout depuis la fin du dernier siècle. Il en est même qui la combattent avec aigreur, et qui cherchent à la repousser autant qu'il est en eux. Faible obstacle à la marche de la vérité, efforts impuissants !

L'homœopathie se propage avec la plus étonnante rapidité, elle fait tous les jours de nombreuses et brillantes acquisitions, et compte en France, dans la dernière année seulement, deux cents praticiens de plus. Lyon, Paris, Bordeaux, Colmar, Strasbourg, etc., voient sans cesse augmenter le nombre des médecins qui la pratiquent, et des malades qui réclament ses secours. Dans les principales villes s'organisent des sociétés homœopathiques, dont les utiles travaux la répandent partout et la popularisent. Quelques mé-

décins, de ceux même qui l'avaient le plus
vivement combattue sans la connaître, se sont
déclarés pour elle après l'avoir sévèrement exa-
minée au lit du malade; ils sont maintenant du
nombre de ses plus zélés défenseurs, et ses en-
nemis les plus acharnés sont aujourd'hui forcés
au silence par le nombre et l'éclat des cures
merveilleuses qu'elle opère chaque jour.

Aucun motif louable ne peut justifier l'obsti-
nation de certains médecins à ne pas vouloir se
convaincre de l'efficacité d'une méthode offrant
tant et de si grands avantages et qu'il ne s'agit que
d'expérimenter, car Hahnemann répète à chaque
page de ses écrits : « Ne croyez pas ce que je
« vous dis, faites seulement des essais, mais
« faites-les comme je les fais, d'après les pré-
« ceptes que je vous donne, et vous serez con-
« vaincu. » Ce langage est bien certainement
celui de la conviction, celui de la vérité, et cependant la multitude ne l'a pas encore compris.

Les détracteurs de l'homœopathie, qui ne peuvent se rencontrer que parmi ceux qui n'ont pas
voulu prendre la peine de la connaître, savent
bien que, dans le nombre des médecins de la
nouvelle école, il est des hommes d'un talent
distingué qui pratiquaient l'allopathie avec éclat,
des célébrités médicales dont les noms figu-
rent honorablement parmi ceux des maîtres de
l'art, et qui maintenant, par des écrits nom-

breux pleins de force et de clarté, répandent dans toutes les parties du monde connu les principes et les bienfaits de la nouvelle doctrine médicale. Si de tels hommes, non plus que le vieillard de Cöthen, ne leur offrent point assez de garanties, que ne suivent-ils le bel exemple de Broussais. Ils n'ignorent pas que le célèbre professeur du Val-de-Grace, bien qu'il ait mieux fait que tout autre, avoue néanmoins que l'on peut encore mieux faire en médecine que l'on n'a fait jusqu'à ce jour, et qu'il conseille de chercher ce *mieux* dans la méthode de Hahnemann, que lui-même a expérimentée et expérimente encore avec succès.

Mais pour expérimenter avec fruit, pour obtenir des résultats, il faut, il est indispensable, de connaître les effets des remèdes sur l'homme sain, c'est-à-dire, leurs rapports avec l'organisme et la manière de les employer dans le traitement des maladies : autrement les essais ne réussiront pas, et l'expérimentateur deviendra un adversaire de la méthode. Aussi le médecin qui cherche la vérité de bonne foi, devra-t-il faire lui-même ses essais, mais, si cela est possible, sous la direction ou d'après les conseils d'un homœopathe expérimenté, et il ne tardera pas de se convaincre que les principes de la nouvelle doctrine médicale sont puisés dans la nature, et conséquemment de toute vérité.

Des Remèdes et de leurs Propriétés.

Toute substance pourvue du principe attractif et expansif à un certain degré, c'est-à-dire susceptible d'être troublé ou altéré dans son mode d'existence, peut également troubler ou altérer l'existence d'un autre corps, en exerçant sur lui une action physique ou dynamique. Elle peut donc être employée comme remède, parce qu'elle est nécessairement active. Les remèdes sont des puissances dont les effets sont infaillibles sur le corps humain, sain ou malade. Chacun affecte à sa manière, c'est-à-dire spécifiquement, telle ou telle partie du système dans les maladies où il est, pour ainsi dire, consacré par l'instinct organique. Or, pour qu'un remède, conséquemment à la loi vitale et éternelle de la nature, produise un effet salutaire sur le corps, il faut qu'il ait un rapport *a priori* avec la maladie, de manière à ce que l'affection, la souffrance qu'il produit, soit semblable à celle qu'il est destiné à guérir, c'est-à-dire qu'il excite, qu'il provoque la réaction ou un effort des propriétés vitales, seules puissances médicatrices, capable de repousser ou de détruire la cause morbide.

Ainsi donc, tout médicament agit, il agit en modifiant plus ou moins les organes, en altérant les fonctions des parties sur lesquelles son action a lieu ; mais comment agit-il ? on pourrait dire que c'est d'abord par son action intensive ou en voulant développer dans l'organisme les caractères de son individualité. Il agit donc contre les intérêts ou contre l'existence d'une autre individualité, qui réunit dès lors toutes ses forces contre lui pour combattre et annuler son action.

Comme les substances médicamenteuses agissent plus particulièrement sur les tissus de l'organisme ou sur les forces vitales , suivant la prédominance de leur propriété matérielle ou virtuelle , et que les corps ou les forces n'ont d'action réciproque les uns sur les autres qu'autant qu'ils sont en harmonie de nature , il faut soigneusement distinguer dans le remède la matière ou l'objet de ses vertus ou qualités , comme on distingue dans l'organisme les tissus et la vitalité , c'est-à-dire dans chacun la partie matérielle de la propriété dynamique. La matière du remède modifie la matière de l'organisme , dont elle altère l'existence, et détruit même la contexture, suivant son mode d'administration ; tandis que la vertu, la force du remède agit sur la propriété vitale, le principe immatériel qui en reçoit toujours une impression plus ou moins vive.

La matière médicale homœopathiqne se compose d'un grand nombre des remèdes de l'ancienne école, ainsi que de certaines substances dont celle-ci tolérait l'usage comme aliment, parce qu'elle n'en soupçonnait pas la vertu curative ; mais l'homœopathie les emploie d'après d'autres principes et à des doses infiniment plus petites. D'après cela on appréciera à sa juste valeur le double reproche que lui font ses adversaires, qui abondent en contradictions, que ses remèdes sont sans effet, ou qu'elle ne fait usage que de poisons. Le premier ne prouve-t-il pas évidemment leur ignorance, et le second, leur mauvaise foi ?

De la Nécessité de connaître les Effets des Remèdes.

L'homœopathie est établie sur deux principes fondamentaux : 1° sur la nécessité de connaître l'action des remèdes sur l'homme sain avant de les employer dans le but de guérir, c'est-à-dire qu'il est indispensable de savoir quels sont les rapports de l'organisme bien portant avec chaque substance médicinale, afin de trouver les rapports de la maladie ou de l'organisme malade avec le remède ; 2° sur la propriété qu'a le remède de guérir les maladies le plus possible semblables à celles qu'il détermine chez l'homme bien portant.

Dans la méthode curative homœopathique, on n'emploie pas un seul remède dont on n'ait appris à connaître exactement tous les effets par des essais sur des personnes saines. C'est tout-à-fait le contraire en allopathie ; car aucun des remèdes dont on s'est servi jusqu'à ce jour dans l'intention de guérir, n'a été étudié de cette manière. Quelquefois cependant on a cherché à en connaître l'action, mais par des expériences faites sur les malades.

Avant que Hahnemann et ses disciples eussent étudié les remèdes, on en ignorait complètement l'action propre ; et le petit nombre des substances dont on connaissait quelques effets, trouvèrent dans la pratique ordinaire un emploi tout-à-fait contraire aux lois de la nature.

On conçoit combien il est prudent de connaître le remède avant de l'employer, afin d'en pouvoir diriger l'action, et quelle supériorité doit avoir déja, sous ce rapport, la nouvelle méthode, qui sait ce qu'elle fait, sur l'ancienne, qui l'ignore absolument.

Il est tout-à-fait impossible de reconnaître, de soupçonner même les qualités, les vertus des remèdes, d'après leur odeur, leur couleur et leur goût, non plus que d'après les changements chimiques, les altérations pharmaceutiques qu'on leur fait éprouver ; on n'y parviendra pas mieux par leur emploi dans les maladies. Aussi, depuis deux mille ans que la médecine cherche des secours efficaces contre les maux qu'elle est appelée à guérir, elle n'est pas plus avancée que dans le principe, et il est très certain que, par la voie qu'elle a prise, elle n'atteindra jamais un plus haut degré de perfection; car, outre son ignorance des effets purs des remèdes, l'allopathie conservera probablement l'habitude contraire à la nature, qu'elle a eue jusqu'à ce jour, d'employer les remèdes toujours mélangés en plus ou moins grand nombre. Cependant quelques médecins instruits ont senti les inconvénients des mélanges, et, sous ce rapport du moins, la matière médicale commence à s'améliorer un peu.

Il n'y a qu'un très petit nombre de maladies qui naissent d'une cause générale identique, telles que les maladies miasmatiques, et surtout contagieuses, qui sont toujours à peu près de la même nature, et qui exigent presque constamment les mêmes remèdes. Mais aux autres lésions vitales, qui sont en beaucoup plus grand nombre et produites par des causes variées, il faut opposer les remèdes dont les effets sont le plus possible en rapport homœopathique avec les symptômes qu'elles présentent.

Il ne s'en suit pas, par cela qu'on a guéri une telle maladie, que, lorsqu'elle se manifeste de nouveau, on puisse la guérir positivement par le même remède, parce qu'il existe presque constamment des différences plus ou moins remarquables dans quelques-uns de leurs symptômes ou dans les dispositions particulières du malade, qui en réclament un autre ; car jamais une maladie ne reparaît sous la même forme. Aussi le médecin homœopathe ne peut utiliser que par induction son expérience pratique, mais non appliquer à un cas quelconque, avec certitude de succès, absolument les mêmes remèdes dont il a obtenu dans un autre les plus heureux résultats, ne pouvant rencontrer que des maladies à peu près semblables, mais jamais parfaitement identiques. L'espoir, et même la certitude que le médecin peut concevoir et faire partager au malade, de la réussite d'un traitement, se fonde bien moins sur les succès qu'il a déja obtenus dans des cas analogues, que sur la ressemblance parfaite des effets du remède qu'il choisit, avec les symptômes du mal et ses rapports à l'état individuel du malade.

On ne peut cependant nier que certaines maladies n'aient entre elles une grande ressemblance, et qu'alors on ne puisse avec beaucoup d'avantages utiliser l'expérience acquise dans des cas semblables ; mais cette expérience ne sera réellement utile que si l'on connaît parfaitement les effets des remèdes et leur action dans les maladies. Dans la plupart des cas la ressemblance n'est pas aussi sensible, et alors on est moins sûr de l'efficacité d'un remède déja employé dans un autre cas qui semblait avoir avec le premier de l'analogie. Voilà pourquoi on a recommandé dans certaines maladies un grand nombre de remèdes qui se sont montrés une ou plusieurs fois efficaces, et qu'on les recommande encore, bien qu'ils ne rendent pas, dans des maladies à peu près semblables, les mêmes services qu'ils ont pu rendre auparavant, parce que ces maladies ne se trouvent pas absolument les mêmes.

L'allopathie ne peut pas même employer ses spécifiques avec certitude de succès : car souvent ils ne guérissent pas les maladies auxquelles on les oppose, parce qu'ils ne sont pas toujours employés à propos, soit à raison des complications du mal, soit à cause du mélange des remèdes.

Essai des Remèdes sur les personnes bien portantes

On n'a pu parvenir à une connaissance parfaite des remèdes qu'en les éprouvant isolément, non mélangés, dans l'état de plus grande pureté possible et à très petites doses, chez des personnes bien portantes, et en notant avec soin tous les symptômes développés sous cette influence.

Ce procédé est le seul à l'aide duquel on puisse parvenir à connaître les vertus curatives des remèdes; aussi est-ce pour cela qu'il faut soigneusement éviter tout ce qui pourrait troubler les expériences et en rendre le résultat incertain.

Il faut donc faire la plus scrupuleuse attention à ce que les personnes choisies pour de tels essais soient parfaitement saines , pour qu'une partie des incommodités qu'elles éprouveront après avoir pris le remède , ne puisse être attribuée à quelque disposition maladive. Il faut que le remède à expérimenter soit simple , ayant toutefois subi les préparations homœopathiques qui en développent les propriétés , et de la plus grande pureté , pour que son action soit toujours la même dans toutes les épreuves qu'on en peut faire. La personne sur laquelle se fait l'expérience , doit, pendant toute sa durée, s'assujétir à un régime convenable. Elle évitera tout ce qui pourrait produire sur elle un effet nuisible. Elle ne doit prendre que des aliments simples, nourrissants, et des boissons qui n'aient d'autre propriété que d'étancher la soif , et soigneusement éviter tout ce qui peut produire sur l'organisme un effet médical , même le plus insignifiant en apparence. Elle s'abstiendra de tout herbage ou légume doué de quelque vertu médicinale, et des épices de toute espèce ; du café , du vin et autres liqueurs spiritueuses. Elle évitera autant que possible les émotions vives , l'humidité , le refroidissement, les changements brusques de la température, et tout ce qui pourrait troubler ou modifier l'action du remède. Si , malgré toutes ces précautions, la personne

essayante éprouve un accident, une émotion
quelconque, ou a pris par mégarde, dans ses
aliments, ou d'une autre manière, quelque
chose qui ait pu exercer sur elle une influence
tant soit peu remarquable, on ne peut plus
compter sur l'expérience, et conséquemment
regarder les symptômes et autres phénomènes
observés comme effets purs du remède qu'elle
a pris. Il est donc absolument nécessaire de
s'astreindre, pendant toute la durée de l'expérience, au régime le plus exact; car on ne
saurait se figurer combien les substances actives
que contiennent quelquefois les aliments et les
boissons agissent avec énergie, et combien d'effets
médicaux ont été empêchés, changés, ou tout-
à-fait annulés par leur usage. Ainsi donc, on
ne pourrait pas attribuer au remède les phénomènes qu'éprouverait une personne qui, pendant
l'expérimentation, aurait usé de boissons ou d'a-
liments contenant des principes actifs ou médi-
camenteux.

Il faut que chaque remède soit éprouvé par autant
de sujets qu'il est possible, des deux sexes
et de tout âge, pour apprendre à en connaître
tous les effets, parce que l'organisme n'est pas,
dans toutes ces conditions, également susceptible, et que tous les effets des remèdes ne se
manifestent pas sur une seule personne.

Mais il est surtout utile que le médecin essaie

les remèdes sur lui-même : alors son attention se porte sur une foule de phénomènes et de sensations auxquels il n'aurait eu que peu d'égards sur le récit d'un autre ; il apprécie bien mieux la nature des incommodités, des malaises, des souffrances de ses malades. Il en retire en outre cet autre avantage, qu'il grave bien plus profondément dans sa mémoire les symptômes que chaque substance a la faculté de produire, conséquemment le cas de maladie auquel elle convient. Il acquiert de cette manière beaucoup plus de facilité et d'habitude dans le choix du remède, et forme ainsi dans sa tête une sorte de matière médicale, dont il peut toujours disposer.

Dans le temps où il nous restait encore quelque doute sur ce point de doctrine, nous essayâmes sur nous-même quelques-unes des principales substances médicinales. Nous ne tardâmes pas à nous convaincre de l'exactitude et de la fidélité des descriptions qu'on en a faites, et que ces substances déterminent effectivement les symptômes que leur ont observés Hahnemann et ses disciples. Chaque médecin peut, comme nous, expérimenter quelques remèdes, et s'il obtient des résultats conformes à ceux indiqués par Hahnemann, il pourra sans doute, comme nous, s'en rapporter pour les autres, à la véracité de ce célèbre observateur.

Ces expérimentations ne doivent être faites que sur des personnes très saines, autrement il se développerait des symptômes, qui n'appartiendraient pas proprement aux remèdes, mais bien aux maladies anciennes qu'ils auraient réveillées dans l'organisme.

Les doses à employer dans ces essais doivent être très peu considérables. Hahnemann dit, dans la quatrième édition de son Organon : « Dans ces derniers temps, j'ai trouvé qu'il était « plus convenable de n'employer, dans les es- « sais, les remèdes qu'à très petites doses, et aux « plus hautes dilutions, parce que leur vertu en « est plus développée. »

Les symptômes qui se présentent de la même manière chez toutes ou le plus grand nombre des personnes soumises à l'essai d'un remède, sont réputés symptômes propres, ou effets purs de cette substance.

C'est ainsi qu'ont été éprouvés tous les remèdes qui composent la matière médicale homœopathique, dont le nombre s'élève déja à environ deux cent cinquante, et la connaissance de leurs effets est la condition sans laquelle on ne peut pratiquer cette méthode avec succès.

Les procédés d'expérimentation des remèdes avec de fortes doses, sans préparation particulière, c'est-à-dire comme les emploie l'allopathie, usités dans le principe, étaient utiles aux médecins des deux écoles. Chacun pouvait, des effets observés, tirer des conséquences favorables à son système. Mais ces essais, faits avec de très petites doses, ne peuvent être utiles qu'aux homœopathes, qui dépouillent les remèdes de leur corps, de leur matière, pour n'en employer, pour ainsi dire, que l'esprit, comme principe médical. Remèdes libres, dégagés de tout alliage ; remèdes qui, dans bien des cas, n'ont pas même besoin d'être pris par la bouche, agissant par la seule olfaction.

C'est surtout la découverte et l'étude approfondie des effets propres des remèdes sur l'organisme sain, et leurs rapports connus *a priori*, avec l'organisme malade, qui sapent jusque dans ses fondemens l'ancien édifice médical, et qui en élèvent un autre, plus vaste et plus majestueux, sur de plus solides bases.

Effets ou Action des Remèdes.

Les remèdes agissent bien plus qu'on ne l'avait cru jusqu'ici sur la foi d'autrui. Leur action particulière spécifique sur telle ou telle partie plus ou moins isolée, ou même quelquefois sur une petite portion d'organe, toujours la même, tandis que la partie voisine résiste tout-à-fait à son influence, prouve évidemment que les médicaments n'ont point, comme le croit l'ancienne école, des effets généraux, et combien sont fautives leurs classifications. Les troubles particuliers qu'ils produisent, les groupes de symptômes qu'ils déterminent, l'ensemble des phénomènes provoqués par chacun d'eux dans l'homme sain, si ressemblants aux maladies naturelles, doivent nous donner de leur action une idée bien différente de celles qu'on en avait autrefois. Il est vraiment étonnant que nous les ayons employés avec tant de hardiesse dans le but de guérir, sans connaître leurs rapports dynamiques avec les différentes lésions de l'organisme, auxquelles se joignaient encore les symptômes propres des remèdes, qui nous étaient inconnus, et que l'on confondait avec les symptômes morbides ; ce qui a dû nous faire commettre, sur la prétendue cause prochaine ou l'essence des maladies, de bien plus graves erreurs encore.

Malgré le conseil qu'avaient donné plusieurs médecins, et notamment le grand Haller, d'étudier les effets des remèdes sur les personnes saines, on n'avait point encore cherché à les connaître par cette voie, ou plutôt le petit nombre d'expérimentations de ce genre qu'on a faites, ont été insuffisantes, défectueuses, et n'ont procuré à l'art aucun avantage réel. Par les essais faits sur les malades, on n'a pu acquérir que des idées générales, très superficielles et même très fausses, sur leurs véritables effets, et cela ne pouvait être autrement. Ce n'était que

par la voie que l'homœopathie a prise, qu'on pouvait parvenir à la connaissance de l'action des remèdes sur l'organisme, et des rapports qui existent
entre leurs forces ou leurs propriétés médicinales,
et les forces ou les propriétés de l'organisme.
On ne connaissait non plus que très imparfaite-
ment, ou plutôt on ignorait complètement ces
rapports réciproques. On savait bien que l'action
du remède provoquait la réaction de l'organisme,
mais on ne tirait de cette connaissance presque
aucune conséquence pratique. Aujourd'hui nous
savons que l'action est un effet morbide produit
par le remède, et que la réaction est un effort
de la nature conservatrice, un effet tout-à-fait
opposé. C'est sur la distinction, la connaissance
parfaite de ces deux effets et de leurs causes,
qu'est basée la doctrine homœopathique.

Le premier effet que le corps éprouve d'un
remède, se nomme *effet primitif* ou *action*, et
l'on désigne, par opposition, le second effet sous
le nom d'*effet secondaire* ou de *réaction*. Le
premier est l'effet propre du médicament sur
l'organisme ; tandis que le second n'est au contraire que le résultat de la réaction du principe
vital contre l'effet ou l'action de l'agent pathogénétique.

On observe de semblables oppositions, lorsque l'influence du remède est trop forte ; ce qui
arrive toutes les fois qu'il a été donné à trop haute

dose. Aussi est-il absolument nécessaire , soit qu'on essaie le remède sur une personne bien portante, soit qu'on l'emploie contre une maladie , de ne l'administrer qu'aux plus petites doses possibles ; alors l'effet secondaire ne s'opère qu'imperceptiblement. Cette précaution est d'autant plus nécessaire , que le médecin homœopathe ne doit s'occuper que des effets primitifs propres aux remèdes, les seuls qu'il puisse, pour ainsi dire, diriger et utiliser dans sa pratique; car les secondaires appartiennent entièrement à la nature : ils sont le résultat de la lutte du principe vital contre une influence nuisible.

C'est cet effet secondaire , c'est-à-dire la réaction que le remède provoque, qui est l'effet vraiment curatif ; aussi se manifeste-t-il constamment de l'usage répété d'un médicament d'après les principes allopathiques, un effet contraire à celui qu'on voulait obtenir. Par exemple, en administrant l'opium contre l'insomnie et la douleur, la scille pour faciliter l'expectoration et la sécrétion des urines, la rhubarbe comme purgatif, on obtiendra l'effet primitif , l'effet propre de ces remèdes, qui n'est et ne peut être que palliatif conséquemment de peu de durée ; et l'expérience prouve que, malgré les additions , les augmentations de leurs doses, l'insomnie, la douleur , la constipation, se manifestent de nouveau et avec plus de force. Alors on change, puis on change encore de remèdes, et lorsqu'on a épuisé la série de prétendus narcotiques, diurétiques, purgatifs, etc., dont on obtient les mêmes résultats, on donne pour raison que le malade est habitué aux remèdes; tandis qu'il est évident que les effets qui ont eu lieu ont été obtenus violemment, et que leur action curative est différente; c'est-à-dire que la guérison, qui ne peut s'opérer que par la réaction vitale, n'a pu avoir lieu, parce que cette dernière a été provoquée dans le sens contraire à celui dans lequel elle aurait dû l'être : donc le remède doit agir immédiatement dans le sens du mal, si l'on veut que la guérison soit le résultat de son usage; ce dont on se convaincra aisément en comparant les effets différents et tout-à-fait opposés que les médecins des deux écoles obtiennent de l'emploi des remèdes, dans leur pratique respective. Les allopathes, avons-nous dit, prescrivent l'opium pour provoquer le sommeil, pour calmer les douleurs, et pour arrêter la diarrhée, tandis que, par son usage, les homœopathes guérissent le carus, la léthargie, les fièvres soporeuses, les constipations opiniâtres. Les premiers ont recours à la scille pour faciliter les excrétions des mucosités, la sécrétion des urines; à la camomille, pour aider le flux périodique, exciter les douleurs de l'enfantement; à la valé-

riane , dans la torpeur , la dépression du systême nerveux ; à la belladone , comme calmant,
dans certaines affections nerveuses , spasmodiques ; au safran , comme emménagogue ; au
camphre , pour augmenter la sueur, etc. ; tandis qu'au contraire, les homœopathes administrent la scille pour diminuer les excrétions abon-
dantes de mucosité , la sécrétion de l'urine ;
la camomille , pour arrêter les hémorrhagies et
calmer les douleurs trop vives de l'enfantement ;
la valériane, dans les irritations nerveuses , avec
douleur, convulsions; la belladone , comme antiphlogistique, ou comme spécifique dans quelques affections inflammatoires ; le safran , comme
styptique ; le camphre, pour arrêter la sueur, etc. ;
et les résultats cliniques ne sont point en faveur
du principe *contraria contrariis*.

Par l'expérimentation sur des personnes saines ,
on s'est convaincu que les remèdes possèdent
une somme de force curative infiniment plus
considérable qu'on ne l'avait soupçonné jusqu'ici ,
et que la sphère d'action de la plupart d'entre
eux , loin d'être limitée comme on le croyait
autrefois , détermine des accidents ou des phénomènes maladifs très remarcables et très variés.
Ceux qui produisent les effets les plus nombreux
se nomment *polycrestes* , parce qu'ils sont d'un
usage plus fréquent , et qu'ils sont indiqués
dans des cas de maladie très différents. D'autres

ont , au contraire , un cercle d'activité plus li-
mité, et sont conséquemment plus rarement employés.

Non seulement les remèdes ont une action
propre , particulière, spécifique sur chaque
partie isolée de l'organisme , mais encore quelques-uns de leurs phénomènes ont des relations ,
des rapports différents avec les objets du dehors
ou les influences extérieures. Par exemple certaines substances développent particulièrement
les symptômes qui leur sont propres dans certains
temps du jour. Les incommodités produites par
l'*aurum* , la *calcarea* , le *causticum* , le *conium*,
le *manganum*, le *murias magnesiæ*, le *natrum
muriaticum*, le *phosphorus* et la *silicea*, sont plus
vives le matin ; celles de l'*agaricus* , de l'*alumina*
et de l'*ammonium*, sont aggravés dans le milieu
du jour; c'est le soir que les effets du *carbo
animalis* et *vegetabilis* , du *daphne mezereum* ,
de la *dulcamara* , du *metallum album* , du
petroleum, de la *sepia*, du *solanum*, de la
strontiana , du *sulphur* et du *zincum*, sont le
plus sensibles ; et c'est particulièrement dans la
nuit que se développent ceux de la *chamomilla* ,
du *jodium* , du *natrum*, etc. Le mouvement augmente les douleurs et autres phénomènes causés
par la *bryonia* , la *baryta*, le *china* , le *graphites*, le *jodium* , le *kali* , le *manganum*, le
natrum muriaticum , le *nitri acidum*, le *petro-*

leum, la *sassaparilla* et la *silicea ;* et le repos ,
au contraire , exaspère les phénomènes de l'*aga-*
ricus , de l'*alumina* , de l'*aurum* , de la *calca-*
rea , du *conium* , de la *dulcamara* , du *lycopo-*
dium, du *metallum album*, du *murias magnesiæ*,
du *natrum*, du *nitrum* , du *rhus toxicoden-*
dron , du *stannum* et de la *strontiana*. Les souffrances de l'*agaricus*, de l'*ammonium*, de l'*ana-*
cardium , de la *baryta*, de la *calcarea*, du *carbo*
animalis et *vegetabilis* , du *causticum*, de la
colocynthis , du *conium*, de la *dulcamara* , du
graphites, du *kali* , du *lycopodium*, du *manga-*
num , du *natrum* , du *natrum muriaticum*, du
nitri acidum , du *petroleum* , du *phosphorus*,
du *phosphoricum acidum* , de la *sassaparilla* ,
de la *squilla* , de la *silicea* , du *stannum* , de la
strontiana , du *sulphur* , du *sulphuricum aci-*
dum et du *zincum* ; sont augmentées à l'air libre.
Dans l'appartement, celles de l'*alumina* , du *bo-*
vista , de la *magnesia* , du *murias magnesiæ*,
du *nitrum* , sont également plus vives. La chaleur
produit encore le même effet sur les symptômes de
la *dulcamara* , du *jodium*, du *sulphur* , et du
zincum ; ainsi que le froid sur ceux de l'*aga-*
ricus, de l'*ammonium*, de la *baryta*, du *bovista* ,
de la *calcarea*, du *carbo animalis* et *vegeta-*
bilis , du *conium* , du *daphne mezereum* , du
graphites , du *lycopodium* , du *manganum* ,
du *muriaticum acidum* , du *nitri acidum* , du

petroleum , du *phosphorus* , de la *sepia* , du *stannum* et de la *strontiana*; ou bien ces accidents naissent, augmentent, diminuent ou se dissipent avant, pendant ou après le repas. Quelques-uns se manifestent plus particulièrement ou deviennent moins sensibles, lorsque la personne est debout, assise ou couchée , etc. Quelques remèdes ont aussi la propriété de développer les phénomènes qui leur sont propres plus particulièrement sur l'un des côtés du corps, etc.

C'est encore ainsi que l'homœopathie a appris que les remèdes ont une action propre, spécifique et toujours la même sur le moral , l'humeur et les dispositions de l'esprit des personnes qui en font usage ; que l'*alumina*, l'*aurum*, la *calcarea*, le *causticum*, le *graphites*, le *kali*, le *metallum album*, le *natrum*, le *phosphorus*, la *sepia*, etc. , rendent inquiet, soucieux ; que l'*agaricus*, le *bovista*, le *carbo animalis* et *vegetabilis*, le *conium*, le *daphne mezereum*, etc., donnent une sorte d'indifférence ; que le *kali*, le *metallum album*, le *lycopodium*, le *phosphorus*, etc., inspirent l'amour de la solitude ; que la mauvaise humeur, un penchant à gronder, s'observent généralement à la suite de l'usage de l'*aurum*, de la *colocynthis*, du *muriaticum acidum*, etc. ; que la *baryta*, le *lycopodium*, le *murias magnesiæ*, le *petroleum*, etc., font éprouver de l'ennui ; tandis que le *daphne me-*

zereum, la *salsaparilla*, la *staphisagria*, le *stannum* et le zincum inspirent la gaîté.

Quoiqu'il fût très naturel de penser que les substances médicinales dussent avoir une action propre, et agir pendant un certain temps, et qu'il soit incontestable qu'en les répétant, en les renouvelant, en les changeant trop souvent, et surtout en les mêlant, on en trouble nécessairement l'action, on en altère ou annulle les effets, l'allopathie n'en a pas moins persisté à faire avaler, toutes les heures, une ou plusieurs cuillerées de potion contenant des remèdes fort énergiques, et souvent, dans l'intervalle, de la tisane, des pilules ou autres drogues, sans compter les emplâtres, les cataplasmes, frictions, lotions, lavements, etc.

L'homœopathie sait que chaque remède a une durée d'action à peu près fixe, modifiée cependant par la force des doses et l'état particulier du malade. Cette durée d'action est toujours beaucoup plus longue qu'on ne l'a soupçonné jusqu'ici. Dans un grand nombre, surtout dans les antipsoriques, elle s'étend à plusieurs semaines. Certains remèdes, comme la *calcarea*, la *silicea*, le *natrum muriaticum*, le *lycopodium* et beaucoup d'autres, agissent pendant trente, quarante, et quelquefois cinquante jours ; tandis que les apsoriques ont une action plus courte, et que l'effet de quelques-uns d'entre eux ne va pas au delà de quelques jours, comme l'*ignatia*, la *chamomilla*, l'*aconitum* ; ou même quelques heures, comme l'*ipecacuanha*, le *coffea* et le *camphora*.

Outre ces notions très importantes sur les effets des remèdes, les expérimentations sur les personnes saines nous ont donné sur leurs propriétés les connaissances les plus positives. Nous pouvons maintenant assigner à chacun d'eux le rang qu'il doit occuper, et déterminer *a priori* leur sphère d'action.

En homœopathie, on ne reconnaît point de *subrogats* comme en allopathie, où l'on donne souvent un remède en remplacement d'un autre, auquel on suppose gratuitement la même vertu, et dont on croit conséquemment retirer les mêmes effets. Il est vrai qu'entre deux ou plusieurs remèdes il peut y avoir beaucoup de ressemblance, comme il existe, entre certaines productions de la nature, une grande similitude ; mais deux substances médicinales ne présentent jamais dans leurs effets une égalité parfaite, comme on ne trouvera jamais parmi les minéraux, non plus que dans les corps organisés, deux êtres se ressemblant sous tous les rapports.

Il ne peut donc y avoir de *subrogats* en médecine, et aucun remède ne peut absolument en remplacer un autre dans une maladie donnée, parce que les effets des remèdes , tout semblables qu'ils paraissent à bien des égards , offrent toujours plus ou moins de différence.

Choix des Remèdes.

Ce choix , le plus souvent très difficile , ne peut se faire qu'en comparant avec beaucoup de soin les symptômes connus du remède , avec ceux que présente la maladie à guérir. Pour se former de cette dernière une idée juste, ou en saisir l'ensemble , ce qui est absolument indispensable , il faut que le médecin relève avec exactitude , recueille exactement tous les phénomènes morbides , qu'il les note avec soin , et qu'il fasse à chacun d'eux une attention particulière ; car une recherche superficielle ne lui donnerait de la maladie qu'une image imparfaite, et ne l'éclaircrait point assez sur la marche qu'il doit suivre pour son traitement. Il faut donc qu'il observe scrupuleusement , et sous tous es rapports possibles, chacun de ses phénomènes ; qu'il sache , par exemple , s'ils ont lieu à telle époque du jour; s'ils se manifestent, augmentent ou diminuent le matin , à midi , le soir ou dans la nuit ; dans des conditions, dans des circonstances particulières, ou par les influences extérieures ; en plein air , dans l'appartement, à la chaleur , au froid , avant, pendant ou après le repas; si une douleur de quelque partie du corps que ce soit, se développe, augmente ou diminue par telle situation ou position, par le mouvement, le coucher ou le repos; quel est son caractère; si elle est sourde, aiguë, piquante, pongitive, brûlante; si elle est accompagnée de pression, de palpitations, de tiraillements. Il faut avoir égard à l'ordre dans lequel les symptômes se succèdent : si, dans une fièvre, par exemple, le frisson précède la chaleur, la suit, ou s'ils ont lieu alternativement; si la sueur survient avant la chaleur, ou si cette dernière précède la sueur; si elle s'étend sur tout le corps, ou si elle n'a lieu que sur certaines parties; si elle est grasse, onctueuse, d'une odeur aigre, fétide; si le malade a soif ou non; si ce besoin se fait sentir pendant le frisson, la chaleur ou la sueur; enfin, tout ce qui peut se faire remarquer pendant ces trois stades ou périodes de la fièvre, ainsi que pendant toute la durée de l'apyrexie. Enfin, le médecin homœopathe ne peut et ne doit rien négliger de toutes les particularités que présentent les phénomènes morbides, puisque l'exactitude qu'il mettra à ces recherches, peut seule le conduire à faire un bon choix du remède.

Il faut, non seulement que le médecin connaisse les souffrances corporelles du malade, mais encore qu'il prenne en grande considération les dispositions de l'esprit et de l'ame, s'il veut obtenir de véritables succès. On rencontre dans la plupart des affections physiques un état moral particulier qui fait partie essentielle de la maladie, dont on doit soigneusement tenir compte, et qui en complète le tableau. Par exemple, l'homme habituellement vif et jovial se trouve, dans certains états morbides, de mauvaise humeur, triste, soucieux, inquiet sur son sort ; celui qui est d'un caractère ordinairement gai et pacifique, devient bourru, disposé à la colère ; tel, qui était diligent, laborieux, n'a plus de goût pour le travail, la réflexion lui est pénible, il ne peut saisir une idée, etc. On doit aussi avoir particulièrement égard aux relations sociales, aux rapports du malade dans le monde, à son état individuel, sa constitution, son sexe, son âge, ses occupations, etc. Toutes ces considérations sont nécessaires, indispensables pour connaître aussi parfaitement que possible une maladie, et choisir le remède qu'il convient de lui opposer.

Il faut aussi que le médecin sache apprécier à leur juste valeur les symptômes qui concourent à former le tableau d'une maladie ; car ils ne méritent pas tous, à beaucoup près, les mêmes égards. Ce ne sont pas toujours les plus apparents, ceux même dont les malades se plaignent le plus, tels que malaise, anxiété, agitation, mouvements fébriles ou autres phénomènes généraux qui se remarquent en plus ou moins grand nombre dans toutes les maladies , qui sont les plus importants , ou qui doivent exercer le plus d'influence dans le choix du remède ; car ils ne sont le plus souvent que sympathiques , subordonnés , ou une sorte de ré-flexion des symptômes principaux. Mais ceux qui doivent surtout fixer l'attention du médecin, sont les phénomènes spéciaux, caractéristiques, excep-tionnels, qui , bien que souvent moins apparents, sont l'expression plus littérale d'une souffrance organique , ou de l'état maladif essentiel. Il est aussi des cas où un symptôme donné se trouve, dans telle maladie , très secondaire et peu digne d'attention , et qui , dans une autre , sera de la plus haute importance. Ces distinctions doivent être abandonnées aux connaissances, à l'expé-rience et au génie du médecin.

Nous avons dit que la connaissance exacte des remèdes est indispensable au médecin homœo-pathe, afin de pouvoir en comparer les effets avec les symptômes de la maladie , et choisir celui qui a plus de rapports avec elle. C'est sans contredit la chose la plus difficile, car la plupart des remèdes sont si abondants en effets , qu'il n'est pas aisé de les saisir tous et de se les rappeler. Plusieurs aussi ont dans leur action beaucoup de ressemblance entre eux, à tel point que , sans un mûr examen , ils paraîtraient également conve-

nir contre la même maladie. Il est surtout nécessaire que le médecin étudie les particularités de
chaque remède, que nous avons déja indiquées,
telles que, par exemple, l'époque du jour où
leurs effets se manifestent plus vivement, si
c'est dans le repos ou le mouvement, etc.; car
ce n'est que par là qu'il peut parvenir à connaître
leurs caractères propres et le cercle d'activité
de chacun d'eux.

Il ne faut pas oublier que dans la recherche
du remède, on doit avoir égard aux effets moraux
qu'ils produisent, effets qui influent au moins
autant sur leur choix que leurs phénomènes
organiques.

L'homœopathie ayant déja remarqué que les
différents âges de la vie, le sexe, les tempéraments, etc., modifient en quelque sorte l'action de certains remèdes, recommande d'avoir
égard, toutes choses égales d'ailleurs, à cette
circonstance dans le choix qu'on en fait pour
le traitement des maladies. Par exemple, on sait
que la belladone convient particulièrement à
l'enfance, la camomille aux deux extrêmes de
la vie, la baryte aux vieillards; aux adultes, la
noix vomique, qui est aussi très efficace chez les
personnes colériques; la pulsatille convient particulièrement aux femmes, aux personnes d'un
tempérament lymphatique, d'un caractère doux
et tranquille; l'ignatie est surtout indiquée chez

les personnes très sensibles, susceptibles d'un caractère changeant, qui passent aisément de la tristesse à la gaité, etc.

Les médecins de la nouvelle école s'abstiennent avec raison de faire aucune conjecture sur les changements que l'état morbide opère dans les tissus de l'organisme, qu'il est également impossible et inutile de connaître; mais ils portent la plus grande attention à la cause occasionelle de la maladie : ce qui leur donne tous les jours des notions plus précises sur le choix du remède. Par exemple, on a reconnu dans la douce-amère un moyen efficace contre la plupart des accidents occasionés par le refroidissement; et si deux, trois ou un plus grand nombre d'autres remèdes paraissent très homœopathiques aux symptômes qu'éprouve le malade, le médecin instruit choisira pourtant la douce-amère, aussitôt que l'examen génétique de la maladie lui aura appris qu'elle est déterminée par un refroidissement; et cela, parce qu'il a acquis l'expérience que ce remède est très efficace contre les maux produits par cette cause, tels que le rhumatisme, les affections gastriques, catarrhales, les coliques, les dévoîments, diarrhées, etc., et qu'il provoque une douce moiteur à la suite de laquelle les douleurs cessent ou diminuent considérablement.

On ne doutera plus, d'après cela, que si la con-

naissance de la cause déterminante ou occasionelle de la maladie est utile à la médecine d'autrefois, elle ne le soit bien davantage encore à
celle d'aujourd'hui, dont les remèdes, tout spécifiques et administrés à de très petites doses,
agissent directement sur la partie malade.

Les médecins homœopathes ont aussi beaucoup d'égard à la disposition, à l'état particulier
de l'organisme, et l'on doit y faire une attention
toute spéciale, en traçant le tableau d'une maladie. Les faits constatent que certaines lésions
vitales ne se manifestent que dans certaines constitutions, et que la même cause, selon qu'elle
agit sur des sujets différents, produit aussi différentes maladies. Cette attention particulière à
la constitution individuelle est même de toute
nécessité, et nous fournit des indications décisives
pour le choix des remèdes. Il s'agit d'en opposer
un dont les effets soient analogues ou semblables
au tableau de la maladie; or, la ressemblance
ne saurait être plus exacte que lorsqu'elle répond, même, à la constitution. L'aconit, par
exemple, produit des affections inflammatoires,
de l'irritabilité : il représente le tempérament
sanguin; la noix vomique, le colérique bilieux;
la camomille détermine des constitutions nerveuses, ganglionaires, etc. Cette considération
est d'autant plus utile et d'un plus grand secours
dans le choix du remède, qu'elle nous garantit

de toute erreur, lorsque nous avons à traiter des maladies analogues, chez des sujets de tempéraments et de caractères opposés.

Ainsi, lorsqu'on rencontre des individus d'âge et de complexion bien différents, affectés de maux semblables, d'affections gastriques, par exemple, qui se manifestent comme de concert par défaut d'appétit, lassitudes, vomissements, malaises, coliques, dévoîments, et qui d'ailleurs ne se distinguent pas par des symptômes tranchés, exceptionels, caractéristiques, ces maux peuvent, et doivent même, être traités par des remèdes différents, tels que la pulsatille, la camomille, la belladone, la digitale. Ainsi, s'ils se rencontrent chez un enfant pléthorique replet, on emploiera la belladone, qui convient également aux tempéraments lymphatiques et artériels, comme la digitale dans la prédominance du système veineux, chez les femmes d'une constitution molle, lymphatique; si c'est, au contraire, chez une personne nerveuse, irritable, un homme âgé surtout, que la maladie, avec les phénomènes indiqués, se présente, ce sera la camomille qu'il faudra lui opposer; et la pulsatille, si c'est un adulte, particulièrement une femme d'un naturel doux, sensible, larmoyant. On emploiera donc dans le même cas l'un ou l'autre de ces remèdes, suivant qu'il sera le plus en rapport avec l'état constitutionel du malade.

Tous ces remèdes ont des effets constatés; tous ont entre eux ces rapports, qu'ils produisent dans le corps sain : vomissements , tranchées, diarrhées, anorexie, langueur, somnolence diurne, affadissement , enfin tous les phénomènes qui caractérisent les affections gastriques; et si, malgré tout ce que nous venons de dire, on se trouve encore embarrassé sur le choix, il faudra avoir égard alors aux effets particuliers, spécifiques que chacun d'eux produit encore , et qui peuvent avoir de l'analogie avec les phénomènes que présente la maladie indiquée; par exemple, la durée , la véhémence de l'impression morbide, l'heure du jour où elle se manifeste le plus fortement, les modifications que les influences extérieures ou autres circonstances produisent sur elle, la manière dont un organe est particulièrement affecté , etc.

Toute prévention pour ou contre tel ou tel remède , peut avoir, dans la pratique, les plus graves inconvénients ; aussi faut-il soigneusement s'en défendre. Dans une épidémie de rougeole qui se manifesta à Leipsig peu de jours avant notre arrivée dans cette ville, le docteur ★★★, l'un des homœopathes les plus recommandables, prévenu en faveur de la *bolladona* , qui jusque là avait rendu d'éminents services contre cette maladie, continua à lui opposer ce remède, et perdit trois malades, sur un nombre , il est vrai,

assez considérable, auxquels il donna des soins ;
tandis que le docteur Franz, suivant à la lettre
le précepte exprès de Hahnemann, de ne tenir
aucun compte du genre de maladie, mais d'en
relever exactement les symptômes, employa la
bryonia, qui lui était plus homœopathique, et ne
perdit pas un seul malade, sur un plus grand
nombre encore qu'il eut à traiter.

Préceptes pratique sur l'Emploi des Remèdes.

L'homœopathe n'emploie jamais que des remèdes simples et non mélangés ; ce qui est le
contraire en allopathie, où l'on croit, par le
moyen des mixtures, non seulement leur donner
plus d'action, mais encore pouvoir remplir
plusieurs indications à la fois. Ceci prouve
incontestablement l'ignorance complète où l'on
a été jusqu'à ce jour sur les propriétés des remèdes. Mais par les essais qui en ont été faits sur
les personnes saines, on est parvenu à connaître leurs effets, infiniment plus nombreux qu'on ne
pouvait se l'imaginer ; ce qui permet d'agir effi-
cacement avec un même remède contre plusieurs
lésions vitales coexistantes, chose que l'ancienne
méthode ne peut faire avec tous ses mélanges.

Pour qu'un remède homœopathique agisse
spécifiquement sur l'organisme, il faut qu'on
l'emploie seul, qu'on éloigne avec soin toute

influence active qui en troublerait nécessairement
l'action, que la personne qui en fait usage n'ait
pas pris d'autres médicaments depuis assez longtemps, et qu'on laisse à ce dernier le temps de
produire ses effets. Deux remèdes ne pourront
jamais agir ensemble dans le sens qui est propre
à chacun d'eux. Bien que l'on connaisse parfaitement tous les effets qu'ils peuvent produire, employés séparément, on ne sait certainement pas
ceux qui seront déterminés par deux médicaments donnés ensemble, ou bien administrés isolément l'un après l'autre, mais à un trop court
intervalle. Pour les connaître il faudrait essayer
sur des personnes bien portantes ces deux remèdes ainsi mélangés. Il est très certain qu'ils ne
développeront pas les effets propres à chacun
d'eux, mais bien des effets mixtes tout-à-fait différents, qui ne seront ni ceux de l'un ni ceux de
l'autre, et qu'ils exercent ainsi sur l'état morbide
une tout autre influence.

Non seulement l'homœopathie ne donne qu'un
remède à la fois, mais elle n'en administre un
second que lorsque le premier a cessé d'agir ;
c'est-à-dire qu'on ne change point un remède
pendant tout le temps que la maladie s'améliore
sous son influence, et ce n'est que lorsque l'a-
mélioration cesse, qu'on en donne un autre qui
répond le plus possible aux symptômes actuels ;
et quand ce second remède a fini d'opérer, on

en choisit un troisième homœopathique au reste de la maladie, c'est-à-dire dont les symptômes soient semblables aux symptômes restants, et ainsi de suite jusqu'à ce que la santé soit entièrement rétablie. La plupart des remèdes sont si féconds en effets, que dans quelques cas un seul suffit pour guérir; mais cela n'arrive que lorsqu'il possède tous les symptômes que présente la maladie.

La plupart des maladies aiguës cèdent en général à l'usage de deux ou trois médicaments. On peut même avec ce petit nombre effectuer la guérison de beaucoup d'affections chroniques, comme l'attestent déja de nombreux exemples. Toutefois il en est beaucoup parmi ces dernières qui exigent un traitement plus long, d'une ou même de plusieurs années, comme certaines affections de cause psorique, et qui nécessitent une succession très variée de moyens.

On s'abstiendra soigneusement de manger ou de boire pendant au moins une heure et demie après avoir pris le remède, et de se livrer, pendant ce temps au moins, à quelque travail fatigant, à la moindre contention d'esprit. Quand il n'y a pas urgence, comme dans la plupart des affections chroniques, on prend le remède le matin; mais dans les maladies aiguës il s'administre, selon que le besoin l'exige, à toutes les heures du jour. Il n'y en a qu'un très petit nombre que l'on donne de préférence le soir, tels que la *nux vomica* et le *rhus toxico-dendron*. Cela dépend au reste des circonstances où le malade se trouve ; par exemple , chez les enfants ou chez les personnes habituées à manger dès qu'elles se lèvent, on sera bien obligé de le donner le soir, etc.

Il est très rare que l'on emploie , dans une même maladie , deux fois de suite le même remède. La raison en est que s'il a été bien choisi, la première dose change nécessairement l'état morbide en enlevant les symptômes qui lui étaient le plus homœopathiques; et la maladie n'étant plus la même, exige un autre examen et un autre remède. Cependant dans les affections chroniques, où l'état du malade change moins vite , il peut être convenable de répéter deux fois le même médicament ; mais ce n'est le plus souvent, qu'après avoir administré un intermédiaire.

Nous renvoyons à notre *Régime à suivre dans le traitement homœopathique des maladies*, pour plusieurs préceptes à observer dans l'emploi des remèdes ; et pour ceux qui concernent la répétition des doses, nous conseillons instamment la lecture du Mémoire du docteur Héring , traduit par le baron *Bachmeteff*, sur les épreuves du treizième volume des *Archives homœopathiques*, et que nous nous empressons de publier comme la meilleure introduction que nous puis-

sions placer à la tête du *Tableau de la principale sphère d'action des remèdes antipsoriques
du conseiller de Bönninghausen*, Mémoire
dans lequel ce point important de doctrine est
développé avec beaucoup de sagacité et un rare
talent d'observation.

Aggravation Homœopathique.

On éprouve quelquefois bientôt après avoir pris
le remède, une augmentation de tous les symptômes, une sorte *d'empirement* de la maladie,
c'est l'*aggravation homœopathique*. Cette aggravation, qui n'est pas rigoureusementnécessaire
et qui est même assez rare lorsqu'on emploie le
remède à des doses convenables, est toujours
une preuve qu'il avait été bien choisi, que l'amélioration, et même la guérison, seront les résultats certains de son usage. Les malades familiarisés avec les traitements homœopathiques, l'atten-
dent avec empressement, parce qu'ils savent que
le phénomène est constamment de bon augure.

L'aggravation est en raison de l'âge, de la susceptibilité des malades, et surtout de la dose du
remède : elle est conséquemment d'autant moins
forte, que la dose est plus faible. Quand elle
a lieu dans les maladies aiguës, elle se manifeste d'abord et passe vite. Mais dans les affections chroniques, où l'on emploie des remèdes
qui agissent, en général, plus lentement, et où

les malades sont ordinairement moins sensibles à leur action, elle se manifeste plus tard, et quelquefois seulement après quelques jours, reprend plusieurs fois, et se maintient, pendant un certain temps, à un degré modéré, jusqu'à ce qu'enfin elle tombe et fasse place à une amélioration non interrompue, et souvent à une guérison complète.

Mais assez fréquemment, dans les maladies aiguës, il se manifeste, bientôt après l'ingestion du remède, au lieu de l'aggravation, un sommeil doux et tranquille, plus ou moins prolongé, d'où le malade sort ordinairement dans un état de mieux-être, avec la sensation d'une guérison déja commencée, ou qui a même effectivement eu lieu. On observe ce sommeil bienfesant, précurseur de la guérison, surtout chez les enfants, si toutefois la dose n'a pas été trop forte.

De la Dose des Remèdes.

Par leur excessive petitesse, les doses des remèdes homœopathiques n'ont aucun rapport avec celles qu'on employait autrefois. Ces doses consistent généralement en une très petite fraction d'un décillionnième de grain, quelquefois d'un billionnième, et très rarement d'un centième.

Pour déterminer la dose d'un remède homœopathique, il faut avoir égard à la durée connue de son action, au caractère de la maladie, à la

susceptibilité plus ou moins grande du malade,
à son âge, son sexe, sa constitution, etc. ;
enfin, à l'influence qu'un remède donné auparavant aura pu exercer sur l'organisme, et à l'action qu'il peut avoir encore. Par exemple, dans une maladie aiguë, la dose sera d'autant plus petite que la maladie aura plus d'acuïté, qu'elle exaltera davantage la susceptibilité du malade, et que ce dernier sera lui-même d'un tempérament plus impressionable. Toute chose égale, d'ailleurs, on donnera des doses d'autant plus faibles, que le malade est moins âgé, etc.

Hahnemann, ayant une fois découvert le grand principe *similia similibus*, s'aperçut que les remèdes, bien que donnés à très petites doses, produisaient de trop grands effets, qu'ils mettaient l'organisme en danger d'éprouver d'autres maladies que celles qu'ils étaient destinés à guérir ; ce qui obligea le fondateur de la nouvelle doctrine à diviser, à atténuer ses médicaments, jusqu'au point où il s'est aperçu qu'ils ne déterminaient plus qu'une action suffisante pour provoquer sans trouble, sans orage, une salutaire réaction, et conséquemment la guérison des malades.

C'est cette division extrême des remèdes, et l'exiguïté des doses auxquelles il convient de les administrer, que Hahnemann n'est parvenu à trouver que par de longues et laborieuses expériences , confirmées aujourd'hui par tous les médecins homœopathes , qui ont , en partie , valu à la nouvelle doctrine les contradictions qu'elle a éprouvées. Mais est-il raisonnable de penser que , si les réductions ou atténuations des remèdes n'étaient pas absolument indispensables , Hahnemann et ses disciples eussent ainsi gratuitement donné prise aux plaisanteries de leurs adversaires? Car, s'il eût fallu des vingtièmes de grain, des quarts , des demi-grain même , pour produire des effets thérapeutiques , cette immense différence avec les masses que prescrit l'allopathie, n'aurait-elle pas suffisamment constaté , sous ce rapport encore , la grande supériorité de l'homœopathie sur l'ancienne méthode , sans qu'il eût été , pour cela, utile de recourir aux décillionnièmes , auxquels on n'a donc pu être conduit que par la force des choses ? Ainsi , ces plaisanteries ridicules , ces spécieuses objections ne peuvent être faites et accueillies que par des hommes au moins superficiels , et peu familiarisés avec les phénomènes les plus communs de la nature. Il ne faut cependant que se donner la peine d'expérimenter de bonne foi , pour se convaincre de l'action énergique des remèdes homœopathiques , et conséquemment de la nécessité de les diviser presque à l'infini.

L'allopathie agit physiquement sur les organes , quand elle a l'intention de produire tantôt une évacuation , tantôt un relâchement , un ramollissement, une détente; d'autres fois, chimiquement , pour étendre , neutraliser ou détruire une humeur prétendue, une substance , un principe qu'elle croit être la cause du mal ; ou bien sympathiquement , soit en excitant un organe pour appeler sur lui une irritation qui diminue ou annulle celle qu'elle veut combattre, soit en opérant sur lui certaine médication , à l'aide de laquelle elle veut médiatement modifier l'organe malade. Elle a conséquemment besoin , pour produire de tels effets, d'employer de grandes doses de remèdes. Mais l'homœopathie, qui n'agit que sur le principe de vie , toujours éminemment sensible , facilement excitable , et surtout dans l'état de maladie, où les organes , siége du mal, sont vivement surexcités, n'a besoin que de la plus petite dose possible, pour produire l'effet désiré.

Cet effet s'explique , d'une part , par la susceptibilité de l'organisme , infiniment plus développée dans l'état pathologique , et plus en harmonie avec les influences extérieures , susceptibles de produire la même modification dynamique, et, d'autre part, parce que le remède a la propriété d'effectuer spécifiquement sur le corps absolument le même genre d'irritation que celui qu'il éprouve déja. Ainsi, en agissant d'après le principe *similia similibus curantur* , principe confirmé par l'expérience, on conçoit aisément que, dirigeant le remède sur l'organe malade pour le modifier dans le sens du mal, il faut nécessairement le donner à une dose infiniment petite. Donc, plus l'effet d'un remède approche de celui de la maladie, plus la dose doit en être réduite, pour opérer avec succès. Tandis qu'au contraire, si un malade prend un remède qui ne soit point homœopathiquement indiqué, il n'en éprouve aucun effet sensible, parce que, dans ce cas, le remède n'a point de rapport avec la maladie, et n'agit point sur elle, mais seulement sur les parties saines du corps; ou du moins s'il agit sur l'organe malade, ce n'est point en produisant un effet semblable à celui du mal; et parce que le mal n'a point de ressemblance avec les effets du remède, celui-ci n'excite point la susceptibilité spécifique de l'organisme, que le remède, en rapports homœopathiques, exaltera vivement. C'est par cette raison que les doses homœopathiques, à moins qu'elles ne soient répétées, n'ont pas d'effets remarquables chez les personnes bien portantes; car alors le remède trouve encore moins de susceptibilité à son influence que dans le cas de maladie où il ne convient pas homœopathiquement.

Mais si chez une personne bien portante il se trouve une disposition particulière de l'organisme à des effets de maladie semblables à

ceux que le remède qu'on a donné a la propriété de produire, alors le remède provoque des
incommodités, surtout s'il a été administré à des
doses plus considérables.

On observe aussi très souvent, chez des personnes bien portantes, une grande susceptibilité
à de certaines influences. On a vu fréquemment des indispositions maladives, telles qu'as-
soupissement, vertiges, crampes, convulsions,
vives inquiétudes, malaises, angoisses, resserre-
ment de poitrine, tremblement des membres,
abattement d'esprit, défaillances et autres accidents semblables, déterminés, chez des personnes
même robustes, par l'odeur du géranium, de la
rose, du musc, de la violette, de l'encens, etc.;
et des indigestions graves provoquées par l'odeur
d'un mets. Or, si la simple odeur d'une fleur ou
d'un aliment peut produire de tels effets chez
des personnes qui, il est vrai, ont une telle idio-
cyncrasie, à quel plus haut degré ne doit-elle
pas agir, lorsqu'elle rencontre un véritable état
maladif qui exalte encore la sensibilité.

Ces faits, que l'on ne peut contester, sont
d'irrécusables preuves de l'action des substances
médicinales employées à de très petites doses,
et même seulement par le flairer. Nous avons
connu, à Leipsig, une dame à laquelle on ne
pouvait administrer les remèdes que par cette
voie, et encore produisaient-ils une impression

si vive, des spasmes, des malaises tels, qu'elle était obligée de garder le lit pendant plusieurs jours que duraient ces accidents.

Outre une foule d'exemples que nous pourrions citer, qui tous prouvent évidemment la puissance dynamique des remèdes et leur action énergique à des doses infinitésimales, nous ajouterons seulement que le broîment longtemps continué, ainsi que le secoûment qu'on fait éprouver aux remèdes à chaque dilution ou atténuation, sont des opérations qui développent leurs propriétés au plus haut degré, comme le frappement avec la queue de renard développe l'électricité dans le gâteau de résine, comme le frottement, quelque temps continué, de deux morceaux de bois vermoulu, dégage des étincelles, et produit même du feu et de la flamme, s'il reste assez de matière combustible. Il suffit au reste d'en appeler à l'expérience, qui constate tous les jours les grands effets des petites doses des remèdes homœopathiques.

Résultats cliniques généraux de l'usage des principaux Remèdes.

L'homœopathie, qui ne fait ni classe ni genre, parce que dans la nature il n'y a que des individus, n'attache pas autant d'importance que la médecine de l'école aux histoires de guérison des maladies; parce qu'en général si l'observa-

tion manque de détails suffisants sur le développement et les progrès du mal, sur les circonstances particulières et individuelles des causes
génétiques de la maladie, et que l'on n'ait pas
assez insisté sur les symptômes caractéristiques,
qui sont quelquefois les moins apparents, elle
ne peut qu'induire le médecin en erreur ou le
détourner de la route qu'il doit suivre dans le
traitement d'une lésion vitale qui peut avoir, il
est vrai, quelque analogie avec celle qui fait le
sujet de l'observation, mais qui ne peut jamais
lui ressembler parfaitement. Comme nous l'avons
déja fait observer dans l'Avant-propos de notre
traduction de l'*Essai sur les Fièvres intermittentes*, le meilleur guide pratique que puisse
avoir le médecin homœopathe, est la matière
médicale ou la connaissance exacte des effets des
remèdes.

Nous nous bornerons donc à indiquer ici les
résultats cliniques généraux de l'usage des principales substances médicinales, non, toutefois,
pour engager le médecin à employer sur parole
tels remèdes, dans les maladies au traitement
desquelles l'expérience les a consacrés, mais
pour lui indiquer ceux parmi lesquels il doit chercher le plus approprié au cas qui se présente.

Tout ce que nous dirons dans cet article sur
l'action médicale des remèdes, a été constaté par
notre propre expérience, soit dans les hôpitaux

homœopathiques que nous avons fréquentés ,
soit dans notre pratique particulière , ou dans
celle des principaux homœopathes que nous
avons suivie.

L'*aconitum* est l'antiphlogistique par excel-
lence; on en obtient promptement et constamment
les plus grands avantages dans toutes les affections
inflammatoires, les fièvres éruptives et toute accé-
lération du cours du sang. Nous l'avons vu employer, avec le plus grand succès, dans le croup, les
pleurésies, l'hépatite aiguë, les fièvres inflammatoires, catarrhales, les inflammations du cerveau;
dans un cas de méningite , dans la rougeole,
la petite-vérole, les battements ou palpitations
du cœur, etc. Il exprime le tempérament sanguin , et présente contre toute espèce d'inflammation, un moyen beaucoup plus sûr et bien
moins dangereux que la saignée , que proscrit
l'homœopathie.

La *nux vomica* a guéri plusieurs catarrhes chroniques et aigus du larynx, des spasmes de l'estomac, des constipations chroniques, des maux de
tête, des angines, des bronchites, des maladies
des yeux, des rhumatismes inflammatoires, des
fièvres bilieuses, des ictères, des indispositions
hémorrhoïdales , hystériques, des malaises des
femmes enceintes, etc.; mais surtout des gastro-
antérites chroniques qui dataient de plusieurs
années, des hépatites anciennes, de ces affec-

tions indéterminées des viscères du bas‑ventre qui résistaient depuis long‑temps et quelquefois même empiraient sous l'influence des secours allopathiques. Notre pratique nous a déja offert un grand nombre de cas dans lesquels cette substance à produit les plus heureux effets. La *nux vomica* exprime le tempérament colérique sanguin.

Plusieurs danses de Saint‑Gui, des hystéries, des douleurs du bas‑ventre, des crampes de matrice, des douleurs périodiques de l'estomac, des embarras gastriques, ont cédé à l'usage de l'*ignatia*, dont nous avons obtenu de bons effets dans l'épilepsie, la catalepsie, les fièvres intermittentes, etc. Elle exprime aussi le tempérament sanguin.

La *bryonia* est le principal remède que l'on puisse opposer aux affections inflammatoires de la poitrine. Nous l'avons vu employer avec un succès étonnant, dans la pleurésie et la pneumonie, dans le point de côté, l'hépatite aiguë, dans les fièvres rhumatiques, l'érysipèle des seins chez les femmes enceintes, l'asthme avec menace de suffocation, la fièvre inflammatoire. Elle nous a paru très utile dans l'hydropisie ascite, les fièvres nerveuses, les éruptions au visage, les douleurs de tête, et du bas‑ventre. C'est encore un antiphlogistique.

La *pulsatilla* est surtout héroïque dans les

affections de l'appareil digestif et dans les troubles de la menstruation. Nous avons vu des chlorotiques guéris en peu de jours par l'usage de ce remède, qui n'est pas moins efficace contre les ophthalmies, les inflammations de la gorge, les phthisies aiguës commençantes, les affections de l'estomac et des intestins, les fièvres puerpérales, certaines espèces de fièvres intermittentes, les coqueluches, les vomissements chroniques, les rhumatismes aigus, quelques douleurs de tête habituelles. On l'emploie avec avantage dans les affections occasionées par le chagrin.

Le remède qui après l'aconit est sans doute le plus fréquemment employé, est la *belladona*. Elle convient à presque toutes les maladies de l'enfance, surtout aux tempéraments sanguins lymphatiques, aux constitutions scrofuleuses. Nous avons vu guérir et nous avons guéri nous-même par ce moyen, des ophthalmies habituelles, des couperoses, des angines, des érysipèles, des fièvres gastriques, bilieuses, éruptives, la rougeole, la scarlatine, des engorgements glandulaires, surtout dans le bas-ventre, des rhumatismes inflammatoires, des bronchites, des taches de la cornée, des endurcissements scrofuleux du nez, des lèvres, etc.; une phthisie commençante chez un jeune homme de dix-neuf ans, et un grand nombre de coqueluches, en

commençant le traitement de cette dernière maladie par l'ipécacuanha. Elle est très utile dans le
rachitis, l'hydropisie, l'arthritis, la goutte, etc.

Nous avons vu rarement employer l'*ipecacuanha* comme remède principal, excepté dans
quelques fièvres intermittentes, les vomissements, les malaises des femmes enceintes et
plusieurs catarrhes pulmonaires chroniques,
qu'il a guéris sans retour, mais souvent comme
auxiliaire, surtout dans les affections gastriques,
dégoût, maux de cœur, et autres incommodités
de cette nature.

Nous avons vu un cas de paralysie essentielle
de l'avant-bras chez un homme de vingt-cinq
ans, fort et robuste, une paraplégie, quelques
fièvres intermittentes, plusieurs espèces d'éruptions cutanées, des rhumatismes chroniques,
guéris par le *rhus toxicodendron*, qui est aussi
au nombre des remèdes polycrestes, c'est-à-
dire de ceux dont on rencontre le plus souvent
les cas d'application. Ce remède, la *bryonia*,
la *nux vomica*, la *pulsatilla*, la *chamomilla*
et l'*ignatia*, sont ceux qu'on emploie avec le
plus de succès dans les affections de l'appareil
digestif.

Le *mercurius solubilis* est aussi l'un des
médicaments le plus fréquemment utiles : les
aphtes, les ulcérations de la bouche, les engorgements glandulaires, les angines avec saliva-

tion, les inflammations de la langue, les crampes d'estomac, les diarrhées, etc., résistent rarement à ce moyen héroïque. Nous lui devons la guérison, en peu de jours, d'une parotide énorme dont l'un de nous fut atteint pendant notre séjour à Leipsig, où nous l'avons vu employer avec beaucoup de succès dans la petite-vérole, la rougeole et autres affections inflammatoires, la syphilis et le scrofule. Nous l'avons employé avec un succès constant dans plusieurs angines avec salivation abondante et dans un très grand nombre de diarrhées, surtout dans celle d'automne. On l'emploie utilement dans le rhumatisme et la goutte; mais il est particulièrement recommandé dans l'hydrocéphale aiguë.

Mercurius vivus. Dans tous les cas où le précédent est indiqué, Hahnemann emploie de préférence celui-ci, et il mérite surtout cette préférence contre les maux de dents et la syphilis.

Dans les ophthalmies catarrhales, certaines éruptions, les inflammations et les engorgements des seins, les fièvres puerpérales, les affections gastriques et hystériques, les coliques venteuses, les inflammations du foie, la *chamomilla* a produit des effets admirables. Nous avons vu un jeune homme de vingt-quatre ans, garçon brasseur, d'un tempérament sanguin et d'une forte constitution, guéri par le docteur

Hornbourg, d'une hépatite extrêmement aiguë, par une seule dose de *chamomilla* précédée d'un e prise d'aconit. Un écart de régime renouvela les accidents au troisième jour ; mais ils se dissipèrent sous l'influence de ce remède, que le médecin fit seulement flairer deux fois.

Nous avons guéri par ce moyen une fièvre intermittente qui existait depuis plus de cinq mois chez une femme enceinte ; des courbatures, des vomissements, des dévoîments avec coliques et vives tranchées, et plusieurs convulsions chez des enfants en bas âge. La *chamomilla* est recommandée dans les hémicranies douloureuses , dans l'inflammation du cerveau, l'hydrocéphale aiguë, la plupart des malaises des femmes enceintes, les affections du foie, etc.

Le *canabis* a été employé avec beaucoup d'avantages dans plusieurs inflammations, dans certaines ophthalmies , des catarrhes bronchiques , des gonorrhées; mais surtout avec un succès étonnant dans un cas de paraphimosis avec étranglement considérable. Nous en avons retiré de très heureux effets dans les ophthalmies rebelles , la gonorrhée et la leucorrhée.

Le *causticum*, répété plusieurs fois par le docteur Haubold et précédé du *canabis* , a guéri une cataracte déja très avancée, chez une femme de soixante-six ans, après un traitement de six semaines. Notre pratique nous à déja fourni deux cas analogues. Ce remède est aussi très utile dans les douleurs rhumatismàles opiniâtres.

Dans les engorgements du systême glandulaire, surtout du mésentère, chez les enfants en bas âge, très maigres et d'une faible constitution, chez les personnes sèches, irritables; dans la couperose, les ulcères cancéreux, les éruptions cutanées chroniques, les hydropisies, certaines indispositions du bas-ventre, plusieurs fièvres intermittentes, etc. On ne saurait trop recommander le *metallum album*. Notre confrère et ami, le docteur Dessaix, a guéri un ulcère rongeant au sein, avec une seule dose de ce remède précédée de la camomille. Nous avons vu, à Vienne, un enfant de six semaines dans un état d'éthisie complète, respirant à peine, le ventre très gros, dur et tendu, ne fesant presque plus de mouvement et dans une situation tout-à-fait désespérée, auquel le docteur Mayerhoffer, médecin secondaire de l'hospice de Gumpendorf, donna un globule de la dixième puissance de ce remède, sans toutefois concevoir la moindre espérance de le rappeler à la vie. Au bout de dix jours la mère vint le prier de revoir l'enfant qui, dit-elle, allait beaucoup mieux. Effectivement, nous le trouvâmes tétant avec courage et offrant l'apparence de la santé, seulement très maigre encore, mais la peau ferme, colorée, et le ventre diminué au moins de la moitié. Une seconde prise de *metallum album* fut prescrite, et quinze jours après l'enfant était guéri.

Nous pouvons affirmer, d'après les effets que nous lui avons vu produire, que l'*assa fœtida* est un des meilleurs remèdes que l'on puisse opposer aux maladies des os, aux nécroses, caries, exostoses, surtout de nature scrofuleuse ou rachitique.

L'*acidum nitricum* est aussi employé dans ces cas avec beaucoup de succès, mais surtout lorsqu'ils sont la suite de la syphilis, contre tous les symptômes de laquelle ce remède agit merveilleusement, ainsi que contre les maladies produites par l'abus du mercure, dont il est l'antidote.

Nous avons vu employer l'*acidum phosphoricum* dans deux cas de fièvres nerveuses stupides, qui n'ont manifestement cédé qu'à ce moyen énergique. Son usage est avantageux dans une foule d'affections du cerveau, dans les migraines, les céphalalgies opiniâtres, quelques ophthalmies, etc.

Dans les ophthalmies scrofuleuses, le *delirium tremens*, la fièvre bilieuse, certaines fièvres intermittentes, les accidents, suites de l'onanisme, la chlorose, etc., le *china* est employé avec succès, surtout dans les douleurs rhumatismales ardentes, brûlantes, où le *metallum album*, la *bryonia*, le *rhus*, la *pulsatilla*, sont aussi fréquemment indiqués.

Nous conseillons instamment aux médecins qui doutent de l'efficacité des remèdes homœopathiques, d'essayer l'*arnica* dans les cas de plaies, de blessure, d'ecchimose, de contusion, d'entorse, de chute récente; dans tous les maux suites de couches, crevasses des seins, dans l'hémoptisie, l'épistaxis, quelques métrorrhagies, les fièvres intermittentes qui réclament ce remède, etc.

L'*ammonium carbonicum* est surtout utile dans les faiblesses, suites de grandes fatigues, dans l'asthme, et surtout dans les hydropisies de poitrine, où nous l'avons vu produire, ainsi que le *metallum album*, les effets les plus avantageux.

Les dévoîments des femmes en couches, les rhumes du cerveau, les plénitudes d'estomac, sont promptement dissipés par l'*antimonium crudum*, qu'on emploie avec succès contre les suppurations fistuleuses, les rhumatismes inflammatoires, et quelques fièvres intermittentes.

Dans les ophthalmies et autres affections scrofuleuses, les taches de la cornée, les indurations des glandes, quelques maladies mentales, hystériques, hypochondriaques, dans le coriza chronique, nous avons vu obtenir et nous avons obtenu nous-mêmes, de l'emploi de l'*aurum*, les plus heureux effets.

La *calcarea carbonica*, un des plus puissants remèdes, qui convient surtout à l'enfance, aux tempéraments athlétiques et aux constitutions scrofuleuses, a rendu d'éminents services dans l'épilepsie, la danse de Saint-Gui, les maladies du cœur, les éruptions au visage, les suppurations de mauvais caractère, les tumeurs ankistées, certaines douleurs chroniques du bas-ventre, quelques fièvres intermittentes, dans le carreau, les toux sèches chroniques. Le docteur Haubold a guéri par ce moyen une phthisie pulmonaire déja très avancée.

Dans les toux nocturnes, convulsives, la coqueluche, dans les fièvres intermittentes avec vomiturition, faim canine, nous avons employé le *cina* (semen contra) avec succès.

Le *coffea* (café) est utile dans un grand nombre de cas, surtout dans quelques douleurs de tête, dans les violentes douleurs de l'enfantement, dans cet état de surexcitation qui se remarque quelquefois chez les femmes en couche, dans toutes les fortes douleurs et irritations aiguës, mais surtout dans l'insomnie. Nous avons guéri avec une seule dose de ce remède une affection de ce genre qui résistait depuis plusieurs semaines à tous les moyens de l'ancienne médecine.

Bien que la *dulcamara* soit appropriée à beaucoup de maladies, nous ne l'avons encore employée que dans le dévoîment, où elle agit merveilleusement, surtout dans ceux que produit le froid, ainsi que dans les douleurs ou malaises occasionés par un refroidissement, accidentscontre lesquels, comme la *chamomilla*, elle est, pour ainsi dire, spécifique.

Le *lycopodium* (poudre de lycopode), que jusqu'à ce jour on a cru tout-à-fait inerte, est un des plus puissants remèdes homœopathiques. On l'emploie avec le plus grand avantage dans les affections scrofuleuses, les fongus de la cornée, les ulcères de mauvaise nature, surtout dans le nez, aux amygdales, aux pieds, avec ardeur et démangeaison; dans les dartres humides, purulentes, les taches hépatiques, dans la toux séche, sanguine, l'asthme, la phthisie, les vertiges, les congestions cérébrales, les cardialgies, la *plica*; dans la sécheresse de la peau, le froid des parties extérieures du corps, surtout des extrémités, etc. Nous l'avons utilement employé dans quelques crampes d'estomac, et dans un cas de catarrhe chronique, avec toux convulsive et oppression.

Le *natrum muriaticum* (sel marin) est également un des remèdes les plus héroïques. Hahnemann lui-même nous a assuré en avoir retiré les plus heureux effets dans les cataractes commençantes, quand le malade voit voltiger des mouches devant ses yeux et que quand il lit, les lettres semblent changer de place ; dans les incontinences d'urine, la chlorose et les flueurs blanches. Ce remède fait cesser les vomituritions des femmes enceintes. On l'emploie avantageusement dans la perte de l'odorat, les indurations des glandes, les fistules dentaires, le soda, l'inappétence, la cardialgie, etc. Nous avons guéri par le *natrum muriaticum* deux cas de gastro-entérite chronique très ancienne, avec hypochondrie, et l'un avec fièvre intermittente survenant chaque soir, inutilement traités pendant deux ans par tous les moyens allopathiques, et qui avaient même résisté à quelques-uns des principaux remèdes homœopathiques les mieux appropriés.

Le *phosphorus* occupe un rang distingué parmi les principaux remèdes : il nous a rendu de grands services dans les maladies des yeux, notamment la goutte-sereine commençante, les maux de tête violents, les flux d'oreille, les toux muqueuses spasmodiques ; dans les malaises de l'estomac, les douleurs épigastriques, les coliques du bas-ventre, les diarrhées chroniques, les dérangements de la menstruation, et surtout dans les maladies des os, le rachitis et le scrofule. Le docteur Dessaix a guéri par ce remède, alterné avec la *silicea*, une tumeur scrofuleuse, considérable avec exostose du coude chez un enfant auquel un de nos honorables confrères, ancien chirurgien-major de l'hôpital, était d'avis de faire l'amputation du bras. Le *phosphorus* est approprié aux personnes timides et colériques.

Les souffrances qu'occasionent la gravelle et la pierre, sont sensiblement calmées par la *sassaparilla*. Elle convient dans les grandes sensibilités du cuir chevelu, l'arthritis chronique, les raideurs des articulations, les constrictions douloureuses de la vessie, les ulcères mercuriels, les maladies de la peau, dans plusieurs desquelles nous l'avons employée avec succès. Le vieillard de Cöthen nous a assuré guérir avec ce remède la plupart des exanthêmes chroniques.

La *sepia* nous a rendu de grands services dans une foule de cas, tels que migraines, congestions cérébrales, chute des paupières, prolapsus de l'anus, de la matrice, douleurs vives dans cet organe, incontinence d'urine, toux convulsives, etc. Nous avons guéri par ce moyen plusieurs aménorrhées, chroniques, et, chez un jeune homme de quinze ans, des verrues qui avaient résisté à tous les autres remèdes. On lui attribue une singulière propriété : c'est de provoquer la contractilité des tissus des parois abdominales, et de rétablir le ventre dans son premier état chez les femmes qui ont fait beaucoup d'enfants. Plusieurs médecins, très dignes de foi, m'ont assuré en avoir obtenu ce résultat. La *sepia* convient encore à un grand nombre de maladies. Le docteur Stüller, de Berlin, m'a cité plusieurs exemples d'affections très extraordinaires guéries par ce remède. Le docteur Schweickert Stadt-Physicus de Grimma en Saxe, m'a dit avoir fait subitement cesser un gonflement énorme de la langue avec menace de suffocation, produit par la piqûre d'une guêpe, en plaçant sur cet organe une petite dose de ce médicament à la deuxième puissance.

La *silicea* (le silex, le caillou), à laquelle l'allopathie ne se serait jamais avisée de soupçonner la moindre vertu curative, opère des prodiges dans le traitement de certaines maladies. Nous avons vu à l'hôpital de Leipsig une fille de vingt ans, d'un tempérament sanguin, d'une constitution forte et robuste, affectée d'un panaris à l'index de la main gauche, déja ouvert depuis quelques jours, avec érosion de la phalange, fesant éprouver des douleurs intolérables qui arrachaient des cris à la malade ; elle avait, en outre, la main et tout le bras, jusqu'à l'épaule, excessivement engorgés, au point que la peau en était tendue et luisante. Le docteur Hartmann prescrivit une prise de *silicea* : la malade reposa pendant la nuit ; le matin, à la visite, plus de douleurs; la main et l'avant-bras sont encore un peu engorgés, on peut explorer les glandes de l'aisselle, qui le sont aussi. Le jour suivant, plus d'engorgement ni la moindre douleur ; les mouvements de la main sont faciles. Quelques jours après, la malade est sortie de l'hôpital parfaitement guérie. Nous avons retiré de ce remède des résultats fort avantageux dans les vieux ulcères fongueux de mauvaise nature, dans les indurations des glandes, le carreau, le scrofule, les déviations de l'épine, etc. On le conseille dans les tumeurs blanches, les catarrhes chroniques, la phthisie et les fleurs blanches corrosives, comme l'un des meilleurs.

Nous avons vu guérir, à l'hôpital de Leipsig, une phthisie muqueuse déja fort avancée, par l'usage du *stannum* ; nous en avons retiré les plus heureux effets dans une hématémèse chronique, dont les retours avaient lieu tous les quinze jours, avec vomissement chaque soir de tous les aliments que le malade avait pris dans la journée.

La *staphisagria* est un puissant remède contre le scrofule ; ce que nous a déja plusieurs fois prouvé notre pratique. Nous avons aussi guéri par ce moyen quelques douleurs arthritiques. Il est très utile dans la teigne et les exanthêmes chroniques du visage. Le docteur Dessaix a guéri, sans retour depuis huit mois, chez une jeune personne, une névralgie dentaire très intense qui se manifestait à chaque

époque menstruelle, par une seule dose de staphisaigre. Ce remède dissipe le chagrin, la tristesse. Hahnemann à constamment un flacon de
staphisaigre auprès de lui, qu'il flaire lorsque
quelqne chose l'ennuie.

Le *stramonium* nous a rendu les plus grands
services dans les affections nerveuses essentielles
du cerveau, dans l'épilepsie, la catalepsie, la
danse de Saint-Gui ; dans quelques maladies
mentales, la mélancolie, les affections spasmodiques, etc. Ce remède, ainsi que la *belladona*,
est réputé spécifique contre l'hydrophobie.

Le croup, les toux convulsives, les douleurs
de l'œsophage et du larynx résistent rarement
à la *spongia tosta* (éponge calcinée). Nous
l'avons employée avec succès dans le goître et
dans la phthisie trachéale. On la recommande
contre les vers et la fièvre vermineuse.

On ne peut opposer à toutes les excroissances
syphilitiques un meilleur remède que le *thuja*,
qui offre aussi de grands avantages dans les maladies douloureuses des yeux, dans la cataracte,
les exanthèmes du visage, des narines, avec
douleurs piquantes. Le docteur Haubold m'a cité
un personnage de haut rang, qu'il a guéri par
ce moyen d'une cataracte très avancée.

Le *thuja*, l'arnica et le conium s'emploient
en lotion dans les maladies auxquelles ils sont
appropriés.

Les vomissements chroniques, les vomituritions avec diarrhée principalement bilieuse, les répugnances pour les aliments chauds surtout, et une foule de souffrances gastro-intestinales cèdent ordinairement à l'usage du *veratrum* (hellébore blanc). Ce remède est un des spécifiques du choléra : nous l'avons vu employer à Vienne avec le plus grand succès, contre cette terrible maladie. Le docteur Passavant, de Francfort, m'a assuré l'employer constamment avec avantage dans les coliques, le miséréré, le choléra endémique, et généralement dans tous les flux de ventre.

Le *zincum* nous a paru utile dans la paralysie des paupières, dans les douleurs et les écoulements pérulents des oreilles, les crampes de l'œsophage, les douleurs de la rate et les calcule des reins et de la vessie. On le conseille dans les dérangements de la menstruation, l'hypochondrie et certaines dartres.

Dans le traitement des maladies de la peau, l'on a moins égard aux caractères de l'éruption qu'aux circonstances antécédentes et à l'état constitutionnel du malade, sur lesquels se fondent les principales indications. On commence assez ordinairement par la *tinctura sulphuris*, le *sulphur* ou la *calcarea*; puis, suivant les symptômes qui se manifestent, on emploie la *sepia*, la *silicea*, le *conium*, la *dulcamara*, la *daphné*, la *sassaparilla*, le *metallum album*, le *gra-phites*, la *bovista*, l'*ammonium tartaricum*, ou tel et tel autre remède approprié. Nous avons vu certaines dartres, des espèces les plus opiniâtres, céder en peu de temps à ces moyens plus ou moins combinés. Mais nous avouons qu'il faut une expérience consommée, une grande habitude, pour pouvoir distinguer les nuances presque imperceptibles, qui réclament telle substance préférablement à telle autre. Nous avons vu guérir de ces vieux ulcères aux jambes, très étendus, à bords élevés, recouverts d'escarrhes tels qu'on en voit souvent dans les hôpitaux, avec quelques doses de *sulphur*, et surtout de *tinctura sulphuris*; des dartres sèches à croûte transparente cornée, avec le *metallum album*; des dartres rouges humides, d'autres avec desquammation semblable à du son, avec le *lycopodium*, le *petroleum*; des croûtes laiteuses, avec la *baryta*, la *belladona*, et surtout le *jacea* ou *viola tricolor*, répété tous les deux jours comme nous l'avait conseillé le savant docteur Stapf. Notre pratique nous a déja plusieurs fois fourni l'occasion de nous convaincre de l'efficacité de ce remède, employé d'après ce procédé contre cette maladie si commune dans notre ville.

Nous avons également eu l'occasion de nous convaincre de l'efficacité du *cocculus*, du *colchicum*, de la *drosera*, de l'*euphorbium*, de la *clematis*, de l'*euphrasia*, de la *colocynthis*, de l'*hyoscyamus*, de la *baryta*, des *cantharides*, de la *lactuca virosa*, du *jodium*, du *prunus laurocerasus*, du *petroleum*, du *petroselinum*, du *phosphorus*, de la *cicuta*, du *cuprum*, du *menyanthes*, de l'*oleander*, du *solanum*, et de la plupart des médicaments dont se compose la matière médicale homœopathique. Mais nous n'avons pas encore recueilli des observations constatant leur action médicale spécifique, d'une manière assez positive, assez spéciale, pour pouvoir préciser, d'après notre propre expérience, les cas de maladie qui réclament l'usage de telle ou telle de ces substances, exclusivement à telle ou telle autre. La matière médicale, c'est-à-dire, la recherche de leurs effets purs, est encore le seul guide que nous suivions pour leur usage ; seulement, d'après les inductions générales que nous pouvons tirer de notre pratique, nos recherches se bornent à la comparaison des symptômes d'un petit nombre de ces remèdes. Mais, pour en retirer les résultats que nous venons d'indiquer, il faut qu'ils soient administrés d'après les règles diététiques que prescrit cette méthode, et que nous avons fait connaître ailleurs, d'après les principes et avec les précautions indiqués, et qu'ils soient en outre préparés ainsi qu'il suit :

De la Manière de préparer les Remèdes pour l'usage Homoeopathique.

Pour faire les dilutions ou atténuations ho-mœopathiques, il faut observer certaines précautions. La température du lieu où l'on fait cette opération, ne doit point être au dessus de la chaleur moyenne d'un appartement, et l'on doit autant que possible garantir le médicament du grand jour et surtout des rayons du soleil, qui les altéreraient bientôt. L'atmosphère doit être aussi pure que possible, c'est-à-dire exempte de toute vapeur étrangère, odeur ou exhalaison quelconque. Tous les vases dont on se sert, notamment le mortier et le pilon, devront être en porcelaine ; ils seront soigneusement nettoyés, lavés à grande eau, et enfin passés au feu, pour détruire tout ce qui pourrait rester de l'ancienne substance, avant de s'en servir pour une autre. On n'emploiera que des flacons neufs que l'on aura préalablement lavés, d'abord dans de l'eau distillée, puis dans de l'alcohol. Ceux qui auraient déja contenu un remède ou une autre substance, excepté de l'eau pure, devront être rejetés. On ne se servira également que de bouchons neufs, de liége très fin, et autant que possible exempt de la moindre carie. Tous les instruments ou objets quelconques dont on se servira pour ces préparations, seront en verre,

en porcelaine , en corne ou en ivoire. L'eau distillée et l'alcohol des solutions et dilutions
doivent être de la plus grande pureté. Ce dernier
sera toujours, autant que possible, de trente-huit
à quarante degrés ; il en est de même pour le sucre
de lait , qui ne contiendra aucune substance étrangère et n'aura pas été préparé dans des vases de
cuivre dont il conserve toujours alors quelques
principes.

L'atténuation se fait , selon l'indication la plus
récente de Hahnemann , de la manière suivante :

On prend un grain d'une substance minérale ,
dans les conditions indiquées , que l'on broie
pendant un quart d'heure dans un mortier d'a-
gate ou de porcelaine , non vernissé , avec le
tiers de cent grains de sucre de lait ; on ramène la
masse dans le fond, pendant environ cinq minutes
avec une spatule de corne ou d'ivoire ; on presse
ensuite sur la masse réunie pendant encore quelques minutes ; on ajoute le deuxième tiers de
sucre de lait , et l'on recommence l'opération ,
qui se fait de la même manière , et ainsi de suite
pour le troisième tiers , de sorte qu'on a dû
employer environ une heure à broyer et à mélanger intimement un grain du remède avec cent
grains de sucre de lait. On prend ensuite un
grain de ce mélange contenant la centième
partie d'un grain de la substance pure , qu'on
unit intimement avec cent autres grains de sucre

de lait de la même manière; et, en observant textuellement le procédé indiqué, l'on aura au bout d'une heure, un nouveau mélange dont chaque grain contient la dix-millième partie d'un grain du remède. Pour obtenir l'atténuation millionnième, on pratique une troisième fois l'opération indiquée avec un grain de la deuxième atténuation. Excepté pour le soufre, le mercure, l'hépar-sulphuris, on ne pousse pas les atténuations par le broîment ou le frottement au delà de trois : à ce point toutes les substances minérales sont solubles dans l'eau. Conséquemment pour obtenir les atténuations subséquentes, on met un grain de la troisième trituration, dans un flacon, on verse dessus cent gouttes d'un mélange à partie égale d'eau distillée et d'alcohol, on roule le flacon sur son axe afin de mélanger exactement la poudre avec le liquide; on attend que la solution soit exactement opérée, ce qui peut durer plusieurs jours; puis, quand le liquide est parfaitement transparent, et qu'on n'y aperçoit aucun dépôt, on procède ainsi aux autres atténuations : on prend le flacon, qui doit avoir une capacité d'un tiers en sus du liquide qu'il renferme; on le tient perpendiculaire dans la main en appuyant le pouce sur le bouchon, et on lui imprime deux fortes secousses, afin d'opérer un mélange intime. On verse dans un autre flacon une forte goutte de cette quatrième atténuation contenant la dix-millionnième partie d'un grain; on y ajoute cent gouttes d'alcohol pur; on donne les deux secousses indiquées, et l'on pousse ainsi successivement, et toujours de la même manière, pour la plupart des remèdes, les dilutions ou atténuations jusqu'au nombre de trente.

Le docteur Kopp, de Hanau, dans le deuxième volume de ses *Memoranda*, où il admet l'homœopathie et cite nombre de guérisons obtenues par elle, après l'avoir combattue dans le tome premier, oppose, d'ailleurs avec beaucoup de force, des objections graves à plusieurs des procédés et opinions de la nouvelle école. Parmi ces objections il se demande (d'après les observations de Klaproth sur la quantité de matière que perdent par la trituration les instruments qui y servent) si un grain de substance trituré par trois fois jusqu'au dix-millième de grain, dans un vase de porcelaine, peut prédominer et conserver ses attributs propres, quand les trois opérations successives ont sans doute apporté dans le mélange une proportion d'alumine et de silice bien supérieure au remède lui-même. Nous pensons que le sucre de lait, formant un enduit protecteur à la surface du mortier, est peut-être la cause qui, en garantissant le vase, empêche le détritus ou espèce d'usure dont il s'agit. C'est ainsi que les dragées faites dans des bassines de cuivre, mais roulant sur le fond de sucre qui les tapisse, ne prennent pas un atome de ce métal.

Lorsqu'on veut atténuer un médicament liquide ou une teinture, il n'y a ni trituration ni broîment à faire ; on prend une goutte du médicament avec cent gouttes d'alcohol, et l'on procède pour cette dilution comme nous l'avons indiqué, ainsi que pour les atténuations successives. La sixième atténuation représente le billionnième, la neuvième le trillionnième, et la trentième le décillionnième d'un grain ou de la goutte du médicament.

Plusieurs médecins emploient les remèdes bien plus divisés encore. Le célèbre père Veith et le docteur Antoine Schmidt, de Vienne, qui, pendant mon séjour dans cette capitale, m'ont donné d'excellentes notions sur la préparation et l'action des remèdes, les portent pour la plupart jusqu'à la quarante-deuxième dilution. Certains homœopathes prétendent même que, divisés jusqu'à quinze cents fois, ils procèdent encore une action très énergique ; mais en général les médecins saxons, et Hahnemann lui-même, ne vont guère au delà de la trentième dilution. Selon la gravité, le genre de maladie et la disposition du sujet, on se sert de dilutions plus ou moins rapprochées.

D'après ce qui précède, on voit que l'exactitude la plus scrupuleuse doit présider à la préparation des médicaments homœopathiques, puisque la moindre erreur peut en annuller l'effet et conséquemment avoir les plus fâcheux résultats. Il est donc nécessaire que le médecin, s'il ne peut les préparer lui-même, les fasse préparer sous ses yeux, ou ne se confie pour cela qu'à des personnes probes et instruites.

Comme les remèdes homœopathiques n'occupent qu'un très petit espace, surtout lorsque avec les dilutions on a humecté des globules de sucre, espèce de nompareilles, renfermées dans de petits flacons, le médecin peut aisément porter sur lui, dans sa poche, toute la pharmacie pour administrer de suite aux malades les remèdes qui leur sont appropriés. Il doit donc reprendre le maniment des instruments de guérison qu'il avait dès l'origine de l'art et qu'il n'a confiés à des mains étrangères qu'à une époque plus rapprochée, et lorsque le nombre de ces moyens s'est multiplié presqu'à l'infini.

Quant à *l'administration des remèdes*, on donne quelquefois une goutte, une fraction de goutte d'une solution plus ou moins rapprochée. Pour cela on en fait tomber une goutte sur un morceau d'amidon ou de sucre, dont on donne, suivant l'effet qu'on veut produire, ou la totalité, ou une fraction plus ou moins considérable. C'est ainsi que les docteurs Wolf et Triciks, de Dresde, les administrent le plus souvent. On peut encore humecter avec le bouchon du flacon un ou plusieurs globules de sucre de lait ou d'amidon, ou bien une petite place d'un couloir de corne ou d'ivoire, qu'on dessèche avec du sucre de lait. Mais il vaut mieux employer des globules de la grosseur d'une graine de pavot, humectés avec l'atténuation convenable ; une goutte suffit pour environ cent globules. C'est ainsi que font généralement aujourd'hui tous les homœopathes, et l'on en donne un, deux ou davantage, suivant l'effet qu'on veut produire, unis et écrasés dans la valeur d'un ou deux grains de sucre de lait. Un certain nombre de médecins administrent le remède dissout dans de l'eau distillée, et le font prendre ainsi par cuillerée à de plus ou moins longs intervalles. Ce procédé est développé au long dans le Mémoire déja cité du docteur Hering.

Au sujet de la préparation et des atténuations des remèdes, nous conseillons de lire avec attention les *Considérations générales* du docteur P. Dufresne, consignées dans le quatrième numéro du deuxième tome de la *Bibliothèque homœopathique*. Ce savant et laborieux médecin croit s'être assuré, par de nombreuses expériences, que la vertu curative, la puissance dynamique du remède préparé homœopathiquement, passe tout entière dans toutes les dilutions qu'on peut en faire, qu'elle est conséquemment égale dans toutes, et que l'intensité de l'action pathogénétique ou médicale du remède, est moins en raison de l'atténuation qu'on lui a fait éprouver, que de la dose à laquelle on l'administre. Sans vouloir combattre l'opinion de notre estimable confrère et ami, le docteur Dufresne, nous sommes cependant loin de la partager, nous étant plus d'une fois convaincu que l'action d'un remède est bien différente suivant l'attenuation ou la puissance dont on fait usage.

Division des Symptômes en séries, pour faciliter les Recherches.

Par les immenses travaux de Hahnemann et de ses disciples, la matière médicale homœopathique, qui s'enrichit tous les jours, est aujourd'hui la source la plus féconde en secours efficaces contre la généralité des maladies. Mais pour en retirer tous les avantages qu'ils promettent, il faut parfaitement connaître les effets purs de chaque remèdes sur l'homme sain.

C'est pour faciliter cette indispensable connaissance et en rendre l'application plus profitable, que le docteur de Bönninghausen a publié son *Tableau de la principale sphère d'activité et des propriétés caractéristiques des remèdes antipsoriques*, propriétés qu'il a toutes constatées par de nombreux essais ; ainsi que le *Repertorium*, ouvrage entièrement pratique, contenant tous les symptômes morbides, les dérangements de toutes les fonctions, ainsi que toutes les sensations maladives, avec les remèdes qui sont le mieux appropriés à chacun, et dont la traduction paraîtra immédiatement après celle-ci. Par la publication de ces deux ouvrages, M. de Bönninghausen a rendu à l'homœopathie le plus grand service; car, avant lui, il était bien difficile, impossible même, d'étudier les effets propres des substances médicinales, constamment unis, dans les autres livres de matière médicale, à leurs effets intermédiaires, dépendant des dispositions individuelles ou idiosyncrasiques, et aux effets secondaires résultant de la réaction. L'ordre qu'il a suivi est le même que celui qu'a proposé Hahnemann, et qu'on a généralement adopté pour l'étude des remèdes, ainsi que pour le relevé des symptômes morbides.

Afin de rendre plus commode et plus prompte la recherche des remèdes, c'est-à-dire la comparaison de leurs symptômes avec ceux des maladies auxquelles ils sont appropriés, nous avons divisé l'exposé total de leurs phénomènes, lésions de tissus, des fonctions ou des facultés morales, en douze séries, distinguées entre elles par des numéros d'ordre, ainsi qu'il suit :

I. Symptômes du cerveau, du crâne ou de la tête proprement dite.

II. — des yeux et de la vue, des oreilles et de l'ouie, du nez et de l'odorat, des lèvres, des mâchoires, et de la face en général.

III. — de l'intérieur de la bouche, des gencives, des dents, de la langue et du goût, de la faim et de la soif, du gosier et du cou.

IV. — de l'estomac et de la digestion.

V. — du bas-ventre et des organes qu'il renferme, de la digestion intestinale, de l'anus et des selles.

VI. — des urines et du systême urinaire, des organes génitaux et de leurs fonctions, de la menstruation.

VII. — des organes respiratoires, de la poitrine et du cœur.

VIII. — du tronc et des membres, des systêmes osseux, fibreux et musculaire.

IX. — du systême cutané et de la transpiration.

X. — généraux, et ceux qui sont relatifs au sommeil, etc.

XI. — fébriles.

XII. — tirés des lésions des facultés intellectuelles, de l'humeur, des dispositions de l'esprit et de l'ame.

D'après cette division, lorsqu'on aura un choix à faire entre plusieurs remèdes, il sera très facile de trouver celui qui convient le mieux, dans une maladie du bas-ventre, par exemple, en comparant entre elles les cinquièmes séries des symptômes de chacun d'eux; la neuvième, pour les maladies de la peau, etc.

Bien que nous ayons fait quelques transpositions pour rétablir l'ordre, duquel l'auteur s'est quelquefois écarté, ces divisions ne sont cependant pas tellement tranchées, que dans certaines séries on ne puisse rencontrer des symptômes qui pourraient également être rapportés à d'autres : par exemple, on trouvera parfois dans la troisième série, quelques phénomènes, comme éructations, renvois, envies de vomir, etc., qui appartiennent plutôt à la quatrième, *et vice versa*; et assez souvent dans la septième, les symptômes du cou, qui, dans d'autres remèdes, sont rangés dans la troisième série; quelquefois encore dans la huitième, où se rapportent les phénomènes observés dans le dos, les membres, les systêmes musculaires, osseux, etc., on en remarquera quelques-uns qui seraient plus naturellement placés dans la dixième, etc. Nous avons tâché de rendre autant qu'il a été en nous le sens littéral des mots dont l'auteur se sert pour exprimer les incommodités, les sensations, les souffrances, et généralement tous les

phénomènes que font éprouver les remèdes.
Toutes les fois que nous avons rencontré de ces
termes que l'on ne peut traduire dans notre
langue autrement que par une périphrase, qui
en altère toujours plus ou moins le sens, nous
avons cru devoir rapporter, entre parenthèses,
le mot allemand, moins toutefois pour justifier la manière dont nous l'avons traduit, que
pour mettre le lecteur dans le cas de l'inter-
préter lui-même.

Nous avons également cru nous rendre utile
en plaçant à la fin des symptômes, ou effets purs
de chaque remède, leurs spécialités les plus no-
tables, ainsi que leurs antidotes; tous n'en ont
pas. Nous croyons, d'après le témoignage de
notre expérience, que généralement le meilleur
de tous les antidotes est le remède dont les
effets ont le plus de rapports homœopathiques
avec ceux que l'on veut modérer ou tout-à-fait
annuller. Ainsi nous considérons les malaises ou
incommodités déterminées par l'action trop vive
d'un remède, comme des indispositions passa-
gères qui ne peuvent jamais avoir de fâcheuses
suites, et à la guérison desquelles on peut encore au besoin procéder, d'après les mêmes
principes que pour les altérations vitales déterminées par d'autres causes.